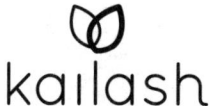

Meike Statkus

Migräne-frei
Endlich Frieden im Kopf

Ganzheitlich und ohne Medikamente
dauerhaft schmerzfrei leben

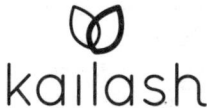

kailash

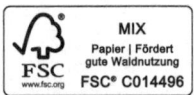

MIX
Papier | Fördert
gute Waldnutzung
FSC® C014496

Penguin Random House Verlagsgruppe FSC® N001967

1. Auflage
Originalausgabe
© 2023 Kailash Verlag, München
in der Penguin Random House Verlagsgruppe GmbH
Neumarkter Str. 28, 81673 München
Lektorat: Caroline Kaum macht Programm, München
Umschlaggestaltung: ki 36, Daniela Hofner Editorial Design, München
Satz: Buch-Werkstatt GmbH, Bad Aibling
Druck und Bindung: GGP Media GmbH, Pößneck
Printed in Germany
ISBN 978-3-424-63242-2
www.kailash-verlag.de

Inhalt

Vorwort

Wenn mir jemand vor 15 Jahren gesagt hätte, dass ich einmal ein Buch zum Thema Migräne schreibe, ich hätte ihn wohl für verrückt erklärt. Ich wollte damals nicht mal über meine chronische Migräne sprechen, geschweige denn in der Öffentlichkeit mit diesem Thema in Verbindung gebracht werden. Ich empfand diese an sich neurologische Erkrankung als persönliche Schwäche, die ich zu überspielen versuchte. Bis ich verstand, dass sie das nur umso mehr befeuerte, und ich begann, mich eingehend mit ihr zu beschäftigen. Heute lebe ich in meinem Alltag nahezu schmerzfrei und beschäftige mich dennoch intensiv mit dem Thema. Allerdings freiwillig, denn ich helfe als Coach anderen Betroffenen, ein ebenfalls schmerzbefreiteres Leben zu führen.

Jeder, der schon einmal eine Migräneattacke hatte, wird mir beipflichten, wenn ich sage: Das ist eine Erfahrung, auf die man bestens verzichten könnte. Leider suchen wir Betroffenen uns das nicht aus. Migräne ist kein exklusiver Club, für den man lange anstehen muss, um hineinzukommen. Was wir uns aber aussuchen können, ist der Umgang mit ihr. Obwohl sie nach jetzigem Stand nicht heilbar ist, ist es möglich, sehr gut, will heißen weitgehend schmerzfrei mit ihr zu leben. Als Neuro-Coach® setze ich dabei auf eine nicht medikamentöse Prophylaxe, die unabhängig von der schulmedizinischen Therapie stehen, diese jedoch ergänzen kann.

In meiner Arbeit konnte ich beobachten, dass Migräne von Mensch zu Mensch völlig unterschiedlich ausgeprägt ist, sich jedoch ebenso viele Gemeinsamkeiten zeigen. Überdurchschnittlich häufig scheinen Gefühle eine maßgebliche Rolle zu spielen sowie ein Energiehaushalt in Balance oder Dysbalance. Aus meinen Beobachtungen habe ich nach und nach vier Präventions-Säulen abgeleitet und in meinem Migränefrei-Konzept T. E. K. E.® zusammengefasst. Um möglichst vielen Menschen helfen zu können, die unter Migräne leiden, habe ich mich entschlossen, meine Geschichte und T. E. K. E.® in diesem Buch zu teilen. Jeder Betroffene kann selbst beginnen, etwas an seiner Situation zu verändern, und damit meine ich verbessern. Schritt für Schritt und ganz unabhängig von Ärzten und klassischen Therapien. Nicht medikamentöse Prävention bietet dabei unglaublich vielfältige Möglichkeiten, dieses Buch zeigt es auf. Dabei haben mich die besten Fachleute aus verschiedenen Kompetenzbereichen mit Interviews unterstützt. Zum Beispiel die Neurologin und Kopfschmerzexpertin Prof. Dr. Dagny Holle-Lee, Stefanie Arend, Yin-Yoga-Teacher und Autorin, sowie die Ayurveda-Medizinerin Dr. Nadine Webering, um nur einige zu nennen.

Mein großer Antrieb für dieses Buch ist es, allen Menschen mit Migräne Mut zu machen! Auf den nächsten 220 Seiten erwarten dich viele, neue Impulse, um dauerhaft besser mit deiner Krankheit zu leben. Es ist möglich! Gib nicht auf! Das Leben ist schön, auch mit Migräne. Und zukünftig noch schöner mit deutlich weniger Attacken.

Meike Statkus

PS:
Der einfacheren Lesbarkeit halber verwende ich in meinem Buch größtenteils die maskuline Form. Gemeint sind jedoch alle Geschlechter gleichermaßen.

1. Meine Migräne-Reise: Viele Wege führen nach Rom

Irgendwann begriff ich, wie ungewöhnlich es offenbar war, dass ich meine Migräneattacken am Ende so enorm reduzieren konnte. Viele Betroffene fragen mich ungläubig, wie ich das gemacht hätte: von mehreren Malen pro Woche auf nur noch wenige Attacken im Jahr zu kommen. Aus diesem Grund bin ich Migräne-Coach geworden: um anderen zu helfen, denen es ähnlich geht wie mir damals. Mittlerweile kommen Menschen mit verschiedenen Migräne- und Kopfschmerzarten zu mir. Die meisten haben schon seit Jahren mit ihnen zu kämpfen und viele medikamentöse Therapien ausprobiert. Sie kennen auch sämtliche Diäten oder Ernährungstheorien, die ihre Migräne beeinflussen sollen. Und sie wissen über neue Forschungsansätze genauestens Bescheid. Oft verfügen sie über ein umfassenderes Wissen als viele Hausärzte. Aber verstehen sie ihre Migräne deshalb? Nein, häufig haben sie nach wie vor keine genaue Vorstellung, wie sie eigentlich tickt. Und das, obwohl sie sich seit so vielen Jahren mit ihr beschäftigen. Leben sie in Frieden mit ihr? Nein, sie sind oft wütend und frustriert, und das ist völlig nachvollziehbar.

Vielleicht kennst du diese Gefühle selbst auch nur zu gut. Aber mal im Ernst: Wie kann das sein, so viel über eine Krankheit zu wissen und den Schmerz dennoch nicht loszuwerden? Läuft dann nicht irgendwas falsch? Meist wird mir gesagt: So ist Migräne eben, da kann man nichts machen. Ich behaupte stattdessen: Dir hat womöglich bislang keiner die richtigen Fragen gestellt. Und deshalb hast du die Nadeln im falschen Heuhaufen gesucht.

Vielleicht fragst du jetzt: »Und? Hast du denn den richtigen

Heuhaufen?« Ja, den habe ich. Ich verstehe meine Migräne mittlerweile und kann sie so weit beeinflussen, dass sie gar nicht erst auftaucht oder schnell wieder geht. Ich lebe mittlerweile in Frieden mit ihr. Deshalb schreibe ich dieses Buch. Um dir zu sagen: Es funktioniert! Ging das von heute auf morgen? Nein. Veränderung und Verstehen brauchen Zeit. Dafür gehen sie oft Hand in Hand. Je mehr du wirklich verstehst, was hinter deinen Migräneattacken steckt, umso mehr wird sich euer Verhältnis und auch die Migräne selbst verändern. Mein Verhältnis zu ihr ist heute weitgehend liebevoll. Verfluche ich sie noch? Ja, aber sehr selten. Vor allem aber verstehe ich, warum sie sich zeigt – und sie bestimmt nicht mehr mein Leben! Ich erzähle dir nachfolgend, wie ich dahin gekommen bin und wie du das mithilfe meiner T. E. K. E.®-Methode genauso erlernen kannst. Wenn ich das geschafft habe, dann kannst du das auch. Ganz sicher.

Tik, tok, hier bin ich

Ich war Mitte 20, als ich zum ersten Mal kapierte, dass ich Migräne hatte. Chronische Migräne entwickelte ich nur ein Jahr später. Das heißt: Ich kam auf mehr als 15 Schmerztage im Monat. In meiner Hochphase kämpfte ich mit mehreren Attacken pro Woche, dazu kamen dauerhafte Spannungskopfschmerzen. Gefühlt litt ich jeden Tag unter Symptomen verschiedenster Art: Schwindel, Übelkeit, Sehstörungen, Aura, Geruchs- und Geräuschempfindlichkeit, starke einseitige Kopfschmerzen und, und, und… So ging es jahrelang. Diese Dauer-Migräne kam jedoch nicht einfach über mich. Es gab im Vorfeld viele kleine Puzzleteilchen, die sich irgendwann zu einem großen Bild zusammensetzten. Aber der Reihe nach.

Den ersten Kontakt zu Migräne hatte ich schon als Kind. Das begriff ich aber erst rückblickend mit Anfang 30, als ich begann, mich intensiv mit ihr zu beschäftigen. Ich erinnerte mich an starke Auren ohne Attacken, also visuelle Störungen oder Wahrnehmungsstörungen, die meist nach einer halben Stunde wieder verschwanden. Auch akustische Halluzinationen traten auf. Es war insgesamt ein sehr dynamisches Geschehen, das da auf mich einwirkte und mir als kleines Mädchen große Angst machte. Sicherheitshalber erzählte ich keinem davon. Ich konnte nicht einschätzen, was dann passieren würde, und befürchtete, dass ich eventuell sogar selbst schuld an den seltsamen Symptomen wäre. Vielleicht hatte ich ja etwas falsch gemacht oder mit mir stimmte etwas nicht? Außerdem hörte ich immer wieder, dass ich sehr empfindlich sei. Aus dieser kindlichen Sicht entschied ich, dass ich mit dem Erlebten besser selbst klarkommen sollte, und ging dazu über, meine Symptome zu ignorieren. Ein nicht sonderlich hilfreiches Prozedere, das mir als Erwachsener gewaltig um die Ohren flog.

Tatsächlich ist mein kindliches Verdrängen von Symptomen kein unübliches Verhalten. Auch viele erwachsene Menschen mit Migräne fühlen sich überfordert und ignorieren die auftretenden Signale erst mal, so gut es geht. Der Körper aber setzt seine Bedürfnisse durch. Bei mir tat er das ab Mitte 20 vermehrt und immer rigoroser: Ich bekam erste klassische Attacken mit einseitigen, extremen Kopfschmerzen, Licht- und Geräuschempfindlichkeit, Übelkeit und starken Verspannungen der Nackenmuskulatur. Ich war komplett überrascht, doch dieses Mal verstand ich im Gegensatz zu vorher, was mich da heimsuchte: Migräne. Meine Mutter hatte ebenfalls immer wieder damit zu kämpfen, ihre Symptome waren mir sehr präsent. Wie ich da im Dunklen lag und litt, sah ich sie vor meinem inneren Auge. Mit einem Waschlappen auf der Stirn lächelte sie mir matt zu: »Welcome to the club«, schien sie zu sagen. Ich wusste nur eines: In diesen bescheuerten Club wollte ich auf keinen Fall! Leider wurde ich dort schnell Dauergast.

Krise macht Kopfweh

Zum Zeitpunkt dieser ersten eindeutigen Attacken hatte ich eine harte Zeit hinter mir. Ich funktionierte eher, als dass ich lebte. Zwei Jahre zuvor hatte ich einen schweren Unfall auf der Autobahn gehabt, den ich nur mit viel Glück überlebte. Ein Jahr zuvor war mein Bruder schwer krank geworden und lag seitdem im Wachkoma. Mein damaliger Freund kämpfte zu jener Zeit mit Krebs. Dazu hatte ich begonnen, in meinem ersten festen Job als Journalistin zu arbeiten. Dafür hatte ich umziehen müssen und fühlte mich einsam in der neuen Stadt. Es geschah vieles parallel, und ich fand keine Zeit, mich wirklich damit auseinanderzusetzen. Oder wollte keine finden. Stattdessen gab ich in diesen Jahren Vollgas auf allen Ebenen: Ich pendelte hin und her, um meine Fernbeziehung aufrechtzuerhalten. Ich besuchte meinen kranken Bruder. Und ich arbeitete bis zu 60 Stunden pro Woche. Ich selbst kam in dieser Aufzählung leider nicht vor. Dennoch funktionierte dieses unfassbar stressige Konstrukt irgendwie. Besser gesagt, ich funktionierte. Bis mein Bruder mit nur 29 Jahren starb. Und weil ein Unglück selten allein kommt, verstarb direkt danach auch noch meine Oma, an der ich sehr hing. Ab diesem Moment ging nichts mehr. Mein schönes Stress-Konstrukt brach komplett in sich zusammen. Bereits kleinste Kleinigkeiten warfen mich aus der Bahn. Heute weiß ich, dass dies schon vorher so gewesen war, ich es aber nicht mitbekommen habe, da ich keine wirkliche Verbindung zu meinem Körper hatte. Ich hatte mir ja von klein auf beigebracht, Alarmzeichen meines Körpers zu ignorieren.

Meine Spannungskopfschmerzen nahmen deutlich zu. Gleichzeitig verkroch ich mich immer mehr in mich selbst. Im Job fragten mich Kollegen, wo ich hin sei. Ich sei nicht mehr da. Für mich stellte aber allein meine Anwesenheit in einem Großraumbüro einen derartigen Kraftaufwand dar, dass ich zum Reden keine Energie mehr übrig hatte. An den Arbeitsprozessen hatte sich nichts geändert. Auch nicht an der Tatsache, dass sich über 50 Menschen ein riesiges Büro teilten und dort lautstark telefonierten und parallel noch Fernseher liefen. Das hatte mir zuvor scheinbar nichts ausgemacht, ich hatte die Atmosphäre sogar gemocht. Doch von einem auf den anderen Tag tat ich das nicht mehr.

Irgendetwas lief bei mir gesundheitlich gewaltig aus dem Ruder, so viel stand fest. Aber ich hatte damals keine Ahnung von ganzheitlichen Veränderungsprozessen und wie man es anstellt, im Ergebnis eine Verbesserung für sich selbst zu erzielen. Das Einzige, das mir einfiel, um meine Situation ins Positive zu wenden, war, den Job zu wechseln. Leider machte ich meine Wahl nicht von einem niedrigeren Stresslevel abhängig, sondern nahm einen besser bezahlten Job an, der mir mehr finanzielle Sicherheit versprach. Doch die Realität belehrte mich eines Besseren: Ich arbeitete noch mehr als zuvor und, Geld hin oder her, ich wusste bald nicht mehr, wo oben und unten war. Meine bis dahin sporadische Migräne und meine Spannungskopfschmerzen wurden chronisch.

Kritische Lebensereignisse

Einschneidende Situationen wie Krankheit, Arbeitsplatzverlust oder Trennung werden auch kritische Lebensereignisse genannt. Sie stellen eine Veränderung unserer bisherigen Situation dar und begegnen jedem von uns im Laufe eines Lebens. In diesen stressigen Situationen versuchen wir uns bestmöglich an die neuen Gegebenheiten anzupassen. Menschen gehen mit diesen Herausforderungen jedoch sehr unterschiedlich um. Was für den einen kein größeres Problem darstellt, kann sich für den anderen dramatisch anfühlen und schwerwiegende Folgen haben. Maßgeblich ist dabei die Entwicklung geeigneter Strategien, um solche Krisensituationen gut bewältigen zu können. Je weniger der Betreffende dies bis dato gelernt hat und je weniger er sozial eingebunden ist, umso schwerer kann ein derartiges Lebensereignis wirken.

Von kritischen Lebensereignissen hatte ich zum damaligen Zeitpunkt noch nie etwas gehört. Ich fand, dass ich all das, was in meinem Leben passiert war, einfach abkönnen müsste. Alle anderen konnten es meiner Ansicht nach auch. Also wieso ich nicht? Lange Zeit war ich einfach nur geschockt von meiner Migräne, die mich derart überrollte. Gefühlt hatte ich sie ständig, ich erlebte mich als komplett handlungsunfähig. Dieses plötzliche Aufbäumen meines Körpers ließ mich ratlos zurück. Da mir aber eine wirksame Bewältigungsstrategie fehlte, mit dem Problem umzugehen, versuchte ich, mich möglichst wenig mit meinem chronischen Schmerz zu beschäftigen. An erste Stelle setzte ich stattdessen meine Arbeit. Ich funktionierte nicht nur auf meiner Arbeitsstelle, nein, ich gab immer 200 % und fühlte mich für alles in der Firma verantwortlich. Bei leichten Attacken schleppte ich mich ins Büro, nur bei schlimmen Attacken erlaubte ich mir zu Hause zu bleiben. Nach Feierabend brach ich regelmäßig zusammen. Im Nachhinein betrachtet hatte ich das Gefühl, dass ich mir selbst und meinem Chef meine Belastbarkeit beweisen wollte. Ich wollte den Makel Migräne und meine häufigen Fehlzeiten durch Topleistungen ausgleichen. Das funktionierte auch gut, die Firma war hochzufrieden mit mir. Nur mir ging es immer schlechter. Die Migräneattacken nahmen zu. Privat kriselte es in meiner Beziehung, und ich wusste nach wie vor nicht, wie ich mit dem Tod meines Bruders umgehen sollte. In dieser Zeit fühlte ich mich sehr allein und suchte erneut dort Halt, wo ich garantiert keinen fand: in meinem Job. Es war ein Teufelskreis. Dass das nicht funktionieren konnte, war mir unterbewusst klar, aber mir fiel keine andere Lösung ein. Meine Migräne war nun Dauergast an meiner Seite.

Medikamente als Rettung?

Ich war so überfordert und kraftlos, dass ich nicht mal von mir aus auf die Idee kam, mir medikamentöse Hilfe zu holen. Das klingt absurd, aber von rezeptfreien Schmerzmitteln einmal abgesehen nahm ich bis dahin nichts weiter ein. Eine Arbeitskollegin, die ebenfalls unter starker Migräne litt, brachte mich schließlich auf das Thema Triptane. Den Begriff musste ich erst einmal googeln, um zu verstehen, dass es sich hierbei offenbar um Standardwirkstoffe in der Migränetherapie handelte. Also besorgte ich mir ein frei verkäufliches Präparat und wartete auf mein Migräne-Wunder. Leider vergebens. Meine Kopfschmerzen reduzierten sich zwar ein wenig, dafür waren die Nebenwirkungen sehr unangenehm. Mir war übel, und meine Umwelt konnte ich nur noch wie unter eine Glasglocke sitzend wahrnehmen. »Sie müssen es früh genug nehmen«, erklärte mir mein Hausarzt. Aber egal, wann ich welches Triptan nahm, die Effekte waren immer dieselben. Ich beschloss deshalb, dass das offenbar nicht der richtige Weg für mich war.

Den Ratschlag, mit meinen gehäuften Attacken beim Neurologen vorstellig zu werden, ignorierte ich leider. Zum einen machte mir allein das Wort Neurologe unglaubliche Angst. Einige Jahre zuvor war die Mutter einer Freundin an einem Hirntumor erkrankt. In meinem Kopf waren die Begrifflichkeiten Hirntumor und Neurologe zu einer untrennbaren Einheit verschmolzen. Ich hatte also schlichtweg Angst – und die ist bekanntlich nicht der beste Ratgeber. Zum anderen war ich inzwischen der Überzeugung, dass man bei Migräne eh nicht viel machen kann. Daran würde auch ein Neurologe nichts ändern.

Tatsächlich bin ich mit meiner damaligen Einstellung nicht allein. Viele Betroffene gehen wegen ihrer Migräne gar nicht oder nur unregelmäßig zu einem Arzt.[1] Dies lässt annehmen, dass sie sich auf eigene Faust therapieren. Die Chance aber, selbst die richtige, medikamentöse Therapie zu finden, ist leider relativ gering. Ich kann dir nur raten, mach es nicht wie ich, sondern such einen Facharzt auf. Eine wirksame medikamentöse Therapie gehört in professionelle Hände.

Mein Tipp:

Wenn du, so wie ich damals, Angst vor einem Arztbesuch hast, dann suche dir als ersten Schritt Hilfe bei einem guten Freund und erzähle ihm ehrlich, wie es dir geht. Vielleicht mag er dich ja zum Neurologen begleiten? Wenn du nicht weißt, an wen du dich wenden sollst, schaue nach einem Coach oder Psychotherapeuten in deiner Umgebung. Sie sind darin ausgebildet, dich zielgerichtet dabei zu unterstützen, dein Ziel zu erreichen. In diesem Fall könnte es lauten, dass du ganz entspannt zum Neurologen gehen möchtest. Wie du das konkret schaffst, erarbeitet ihr dann gemeinsam.

Nächster Step: Osteopathie & Kiefertherapie

Nachdem ich mit meiner Medikamentenkarriere rasch am Ende war, führte mich mein nächster Schritt zu einem Osteopathen. Das war eine Premiere für mich, meinen Gang dorthin empfand ich als geradezu experimentell. Migränelindernd wirkte sich dieser Besuch zwar nicht aus, der Osteopath brachte mich dafür auf die Idee, dass auch meine Zähne an meinen Migräneattacken schuld sein könnten. Das erschien mir möglich, zumal ich in der Vergangenheit häufiger Probleme in dem Bereich gehabt hatte. Da ich einem Zahnarzt seltsamerweise mehr vertraute als einem Neurologen, landete ich also bei einem Experten für CMD, übersetzt: craniomandibuläre Dysfunktionen. Dahinter steckt ein Oberbegriff für eine Vielzahl klinischer Symptome des Kausystems. Er stellte ein offenbar eindeutig vorliegendes Zähneknirschen bei mir fest, das mir selbst bislang nicht aufgefallen war, und erklärte mir zudem, dass meine Zähne nicht optimal aufeinanderpassten. Dies in Kombination mit dem nächtlichen Knirschen verursache Schmerzen in meinen Kiefergelenken und meinem Nackenbereich. Damit ließen sich auch meine Migräne und die Spannungskopfschmerzen erklären. Er würde mir eine spezielle Zahnschiene anfertigen und diese regelmäßig an meinen Biss anpassen. Dazu käme Physiotherapie. In Summe würde mein gesamter Kauapparat auf diese Weise ganzheitlich entlastet. Das schien mir alles logisch, und ich war geradezu euphorisch, endlich den vermeintlichen Schlüssel für meine Migräne gefunden zu haben!

Das Problem war nur: Die Therapie war sehr zeitaufwendig. Außerdem musste ich zum Anpassen der Schiene zu einem Spezialisten fahren, der 30 Kilometer entfernt von mir wohnte. Wie sollte ich dorthin kommen? Mit öffentlichen Verkehrsmitteln dauerte der Weg ewig, und nach meinem Unfall auf der Autobahn hatte ich mit Fahrangst zu kämpfen. Selbst fahren kam also auch nicht infrage. Außerdem meinte ich, bei meinem stressigen Job nicht ständig fehlen zu können! Ich steckte in einem Dilemma, das meine Migräne nicht besser machte.

Zu diesem Zeitpunkt, als es mir gesundheitlich so schlecht ging und ich nicht mehr weiterwusste, traf ich eine Frau, die als Coach arbeitete. Unser Kontakt war zunächst rein beruflicher Natur. Wir gingen essen und besprachen ein Projekt. Bis sie mich irgendwann sehr aufmerksam anschaute und unvermittelt sagte: »Ja, aber wie geht es denn dir?« Ich war völlig verdattert. Ich kannte die Frau ja gar nicht. Aber sie fragte so direkt und ehrlich interessiert, dass ich genauso ehrlich begann zu erzählen. Über meine Schmerzen, meine Ängste, meine Verlusterfahrung und meine Sackgasse bezüglich meiner Kiefertherapie. Die Dame erklärte mir ruhig, dass sie mir da weiterhelfen könnte, nämlich durch Coaching. Ich dachte ehrlich gesagt, sie ist verrückt. An diesem Tag hörte ich zum allerersten Mal etwas von EMDR. Einer Methode, mit der man Stress lösen und dadurch Dinge besser verarbeiten könne. Ich hatte keine Ahnung, wovon sie da genau redete, und konnte mir das auch nicht richtig vorstellen. Dennoch spürte ich, dass diese fremde Frau es gut mit mir meinte. Ich vertraute meinem Bauchgefühl und vereinbarte einen Termin mit ihr. Mein erstes Coaching veränderte mein Leben.

Erstes Coaching – erster Durchbruch

Bereits die erste Sitzung markierte einen Wendepunkt: Zum Einstieg erklärte mir mein neuer Coach erst einmal sehr viel über mein Gehirn. Ich verstand zwar anfangs nur Bahnhof, wollte aber unbedingt weitermachen. Irgendwie witterte ich die reelle Chance, alles könne nun besser werden. Danach stellte sie mir viele, teils sehr simple Fragen. Das hatte ich so nicht erwartet. Noch seltsamer fand ich allerdings, dass mir die Beantwortung dieser Fragen wahnsinnig schwerfiel. Wo in meinem Körper ich dies oder jenes Gefühl spürte, wenn ich an den Unfall oder ans Autofahren dachte? Keine Ahnung, ich hatte nie auf so etwas geachtet. Was ich aber definitiv spürte, war, dass irgendetwas sich veränderte, während sie vor meinen Augen mit ihrer Hand hin- und herwinkte. Meine tiefe Trauer und Angst hatten plötzlich eine andere Qualität, sie waren irgendwie neutraler geworden. Dazu beeindruckten mich ihre konstruktiven Impulse. Was ich denn bräuchte, um wieder Auto zu fahren, zum Beispiel. Eine so einfache und lösungsorientierte Frage hatte mir zuvor noch keiner gestellt. Ich hatte Dinge zu hören bekommen wie »einfach reinsetzen und losfahren«, »nicht so viel drüber nachdenken« und »wenn du nie fährst, lernst du es ja nie«. Hier spürte ich das erste Mal, dass da jemand saß, der mich und mein Problem wirklich ernst nahm. In einem meinungsfreien, wertschätzenden Raum, in dem es ganz allein um mich und meine Lösung für das Problem ging. Eine großartige Erfahrung, die ich jedem nur empfehlen kann.

In nur einer einzigen Sitzung lösten wir meine tief sitzende Fahrangst. Danach nahm ich nochmals einige Fahrstunden, um in der Großstadt auf der Straße zurechtzukommen. Sicher, meine Angst war nicht einfach weg, aber sie war plötzlich handlebar für mich geworden. Heute empfinde ich Autofahren als ein Stück Freiheit – eine Qualität, die mich immer wieder daran erinnert, was alles möglich ist.

Das Coaching bearbeitete aber nicht nur meine Fahrangst, sondern auch den Tod meines Bruders, ein Thema, das sich plötzlich miteingeschlichen hatte. Später verstand ich, dass beide Knoten eng zusammenhingen und sich die Lösung des einen Themas auch positiv auf das andere auswirkte. Ein Phänomen, das bei den meisten Menschen auftritt. Vielleicht ja auch bei dir.

Neu gewonnenes Vertrauen in mich selbst

Mein erstes Coaching sorgte dafür, dass ich in der Zeit darauf die Kraft fand, Entscheidungen zu treffen, die wichtig für mich und meine langfristige Migräne-Lösung waren. In dieser Zeit wurde mir ein Job auf Führungsebene angeboten. Aus dem Bauch heraus sagte ich mein erstes, sehr klares und lautes »Nein!«. Eines war mir nämlich bereits klar geworden: Ich benötigte nicht noch mehr Arbeit, sondern weniger! Meine Migräne zeigte sich nach wie vor mehrmals die Woche, und meine täglichen Spannungskopfschmerzen waren unerträglich. In der Firma und auch im Familien- und Freundeskreis war man irritiert, wie ich so ein Angebot ausschlagen konnte. Doch ich kapierte, dass mich ein Job auf Führungsebene zu diesem Zeitpunkt nicht glücklicher machen würde. Gleichzeitig ließ mich mein Entschluss auch etwas ratlos zurück, denn wenn ich das nicht wollte, was dann? Ich hatte mir bis zu diesem Zeitpunkt nie Gedanken darüber gemacht, wo ich beruflich wirklich hinwollte. Ich fuhr eine Woche in den Urlaub und dachte viel nach, verarbeitete die Erkenntnisse aus dem Coaching. Danach fand ich die Kraft, nach einem neuen Job zu suchen. Dieses Mal nach einem, der mir guttun würde!

Tatsächlich fand ich bald eine neue Stelle, die diese veränderten Bedingungen erfüllen sollte. Ich würde nicht nur mehr Geld verdienen, sondern auch entspannter arbeiten können. Beim Vorstellungsgespräch erklärte ich ehrlich, dass ich starke Migräne hätte und deswegen immer mal wieder ausfallen würde. Diese Offenheit fiel mir enorm schwer. Parallel präsentierte ich aber auch meine Lösung, nämlich die geplante Kiefertherapie. Allerdings würde diese viel Zeit kosten (ich hatte enorme Angst, dass man mir diese Flexibilität nicht zugestehen würde). Doch meine künftige Chefin lächelte nur, nickte und fragte dann: »Wann kannst du anfangen?«

Meinen Weg gehen

In diesem sehr lösungsorientierten, inneren Zustand wollte ich endlich mit der Schienentherapie beginnen. Ich war richtig glücklich und erzählte meiner Mutter davon. 2000 Euro Kosten waren für mich damals sehr viel Geld, weswegen ich eine Ratenzahlung mit dem Zahnarzt vereinbart hatte. Meine Mutter machte sich Sorgen deswegen. Irgendwann sagte sie: »Meike, wenn es nicht sicher funktioniert, dann überlege dir gut, ob du das Geld ausgibst. Was machst du denn, wenn es nicht klappt?« Ich wurde richtig sauer. Da hatte ich so lange gesucht und endlich eine mögliche Lösung gefunden, dann das! Dementsprechend hielt ich auch entgegen. Letztendlich muss ich sagen: Dieses Gespräch war unheimlich wichtig für mich, gerade weil es mich so ärgerte. Es machte mir klar, dass dieses auf Sicherheit bedachte Denken ein Spiegel meiner selbst war. Genau so hatte ich die letzten Jahre gelebt. In ständiger Angst vor der Migräne und auf der Suche nach Sicherheit. Doch dazu war ich nicht mehr bereit. Ich wollte leben! Ein ganz normales Leben, ohne oder zumindest mit erträglichen Schmerzen. Diesen Wunsch wollte ich nicht aufgeben! Das Coaching hatte mir die Kraft gegeben, den richtigen Weg einzuschlagen, und den wollte ich nun auch gehen.

Im Nachhinein war dies ein wahres Schlüsselereignis in meinem Leben, einfach weil ich mich auf mein Bauchgefühl verlassen habe und etwas wagte – und dazu auch beherzt und ohne zu zaudern stand. Mir war schlicht egal, was jemand anderes darüber dachte. Ein absolutes Novum für mich!

Im Endeffekt trug ich die teure Knirschschiene viele Jahre lang. Hat die Therapie nun geholfen? Ja, aber völlig anders, als von meinem Zahnarzt vorgesehen. Die Schiene half mir, weil sie mir Zeit verschaffte. Zeit, die ich wahnsinnig dringend brauchte und in der ich lernte, mein komplexes System zu verstehen: Warum ich nachts so stark kaute und wie ich meinen enormen Stress beeinflussen konnte. Auf meinen Migräneschmerz nahm sie leider keinen direkten Einfluss. Sie wirkte sich aber positiv auf meine Spannungskopfschmerzen und die damit einhergehenden Schwindelattacken aus. Wenn ich nun mal einen migränefreien Tag hatte, konnte ich diesen endlich auch genießen. Im Gegensatz zu früher, wo mich unerträgliche Spannungskopfschmerzen plagten!

Entscheidungskarussell

Meinen neuen Job erlebte ich derweil als wahre Erholungspause von all dem Stress, den ich zuvor durchgemacht hatte. Ich arbeitete auch dort viel, aber es war eine ruhige Atmosphäre, und ich konnte mir die Arbeit selbst einteilen. Es fühlte sich an, als hätte ich eine Pause-Taste für mein Leben entdeckt! Meine Migräne trat seltener auf. Doch weg war sie bei Weitem nicht, die Schmerzen und ihre möglichen Hintergründe blendete ich jedoch aus. Der Gedanke, der mich dabei trieb, war: »Wenn ich an die Migräne denke, dann kommt sie wieder.« Jedes Mal aber, wenn sich eine Attacke ankündigte, überkam mich große Angst. Dann wurde mir aufs Neue bewusst, dass da dieses Ding in mir lauerte und ich keine Ahnung hatte, was es von mir wollte. Ich wollte es bloß loswerden. Gleichzeitig fragte ich mich, ob meine Strategie die richtige sei: möglichst niedrigschwellig zu leben, um nicht nonstop Schmerzen zu haben, die trotzdem immer wieder auftauchten.

Ich wechselte schließlich erneut den Job, denn ich fand, ich hatte mich genug erholt. Das musste reichen, nun könnte ich wieder durchstarten. Das mit der Migräne würde schon gehen. Eine Fehleinschätzung. Mein Stresspensum stieg mit dem Jobwechsel von vormals 40 % auf 150 % an und ebenso meine Migräne. Ich hetzte mich ab – nur in meinen Urlauben fühlte ich so etwas wie Freiheit. Auch von meiner Migräne. Waren die letzten Jahre umsonst gewesen?

Wink des Schicksals

Eines Tages las ich durch Zufall ein Zitat von Rob Hill Sr.: »My goal is to build a life I don't need a vacation from.« (Mein Ziel ist es, ein Leben zu erschaffen, von dem ich keinen Urlaub benötige.) Da war es. Mein Ziel. Das wollte ich. Frei sein, nicht mehr im Schmerz-Hamsterrad rennen. Ich wollte nicht mehr in den Urlaub fahren müssen, um mich frei zu fühlen. Sondern ein freiheitliches Leben führen, das so lebenswert war, dass ich in den Urlaub fahren konnte, einfach weil ich Spaß daran hatte. Ich wollte mehr Glück und Selbstbestimmung. Und ich wusste intuitiv, wenn ich diese Lebensqualität erreichte, würde auch die Migräne kein großes Thema mehr sein. Woher ich diese Vision konkret nahm, ist mir bis heute schleierhaft. Es war schlicht Intuition.

Ich startete also meine Reise in mein glücklicheres Leben. Doch das war anfangs eher frustrierend. Wie sollte ich denn dahin kommen, an mein großes Ziel? Glücklicherweise fiel mir in dieser Situation mein Coach wieder ein, die Dame, die mir damals geholfen hatte, meine Fahrangst zu überwinden. In einer erneuten Sitzung kamen wir zu dem Punkt, dass ich mich in den vergangenen Jahren zwar etwas erholt hätte, doch nach wie vor noch nicht nachhaltig mit Stress umgehen könnte. Auf ihr Anraten hin begann ich mich mit Meditation zu beschäftigen.

Neue Türen gehen auf

Obwohl ich zum damaligen Zeitpunkt große Vorurteile gegen Meditation hegte, ging ich wie immer gleich in die Vollen und absolvierte direkt eine 90-minütige Session. Keine besonders kluge Idee. Meinen Körper schmerzte das ungewohnte lange Sitzen sehr, dennoch erlebte ich das erste Mal in meinem Leben so etwas wie geistige Entspannung. Meine Spannungskopfschmerzen waren verschwunden. Nach zwei Tagen war der Effekt allerdings komplett verpufft und ich wieder auf einem Aktionslevel von 200 %. Also besorgte ich mir ein Buch, einen

8-Wochen-Kurs zum Erlernen von Meditation und Achtsamkeit. Meine Migräne zauberte mir das Ding nicht weg. Dennoch hatte ich das Gefühl, dass es richtig war, mich mit dem Thema zu beschäftigen. Ich begann nun auch während der Arbeit zu meditieren, und zwar in der Mittagspause im Parkhaus in meinem Auto. Dabei kam ich mir zugegeben etwas dämlich vor. Aber die Stille dort war wohltuend. Ich verstand nicht, wieso man den Mitarbeitern in meinem Unternehmen nicht allgemein eine Meditationsmöglichkeit bot. Einen Sportraum hatten wir ja. Nur, wer sollte so einen Kurs leiten? Irgendwann fiel mir auf, dass ich das tun könnte. Ich beschloss, mich als Meditationslehrerin ausbilden zu lassen und dieses Wissen meinen Kollegen in der Mittagspause zur Verfügung zu stellen. Mit der Ausbildung begann ich mich allumfassend mit den Themen Meditation und auch Achtsamkeit auseinanderzusetzen. Das veränderte meinen Alltag nachhaltig zum Positiven. Ich entwickelte einen unmittelbareren und bewussteren Bezug zu meinem Körper und war nun in der Lage, Migräne-Anzeichen schneller zu bemerken. Während meiner Attacken experimentierte ich mit verschiedenen Meditationen und konnte das als entstressenden Faktor für mich nutzen. Meine Kollegen zu unterrichten und meine Erfahrungen mit ihnen zu teilen, bescherte mir ein Erleben von Sinnhaftigkeit. Davon tief beeindruckt schloss ich meine nächste Ausbildung an: ZENbo®Balance.

Dieses neuartige Body-Mind-Konzept faszinierte mich vom ersten Moment an. Eine sanfte Mischung aus Meditation, Yoga und Qigong-Elementen kombiniert mit diversen Entspannungstechniken. Ich erlebte meinen Körper dadurch wieder als positiven Teil meiner selbst, dem ich sogar vertrauen konnte. Das hatte ich jahrelang nicht mehr gespürt. Ich kannte ihn ja nur noch als Migräne-Feind. Ich will offen sein: Weder ZENbo®Balance noch Meditation waren mein Schlüssel zur Migräne, sie ebneten aber den Weg zu meiner eigenen Lösung.

Weniger Stressoren – mehr Selbstfürsorge

Trotz meiner bereits getanen Schritte hatte ich weiterhin regelmäßig Migräne, wenn auch nicht mehr chronisch. So probierte ich parallel zu meinen Meditationserfahrungen allerlei weitere Maßnahmen aus: ätherische Öle, Nahrungsergänzungsmittel, eine Zero-Zucker-Diät, energetische Heilung, bei der ich eine Stange Geld ließ, und noch so einiges mehr. Kurzum: Eine Verbesserung meiner Situation ergab sich dadurch nicht, und ich musste einsehen, die eine große Wunderwaffe für meine Migräne gab es offenbar nicht. Gleichzeitig lernte ich aber noch eine wichtige Sache: dass ich meinem Bauchgefühl vertrauen konnte. Ich hatte zwar gehofft, dass mir irgendein Öl Heilung bringen würde, aber insgeheim gewusst, dass dies nicht funktionieren würde. Ich hatte wider meiner Intuition Menschen geglaubt, die mit meiner Hoffnung spielten und ihr Geld damit machten.

Damit kehrte ich zu meinem eigentlichen Thema zurück: Stress. Offenbar war mein bisheriger Ansatz nicht nachhaltig gewesen: Sicher, ich arbeitete mit Meditation gegen meinen Stress an, aber wäre es nicht besser, dafür zu sorgen, dass ich von Anfang an anders auf meine Stressoren reagierte? So ging ich wieder dahin, wo ich wirklich Hilfe erfahren hatte: Ich ließ mich zu den stressenden Faktoren in meinem Leben intensiv coachen, sowohl mein Arbeitsleben als auch mein Privatleben betreffend. Denn Stress fand gerade auch in Zweiterem statt. Ich reagierte oft über, fühlte mich ständig überfordert im Kontakt mit Freunden und Familie. Mithilfe des Coachings verstand ich nach und nach die Hintergründe und konnte so endlich meine Blockaden lösen. Ich kapierte, dass meine Probleme etwas mit mir zu tun hatten und dass ich selbst etwas daran ändern konnte. Schritt für Schritt. Unterstützt durch Selbstcoachingtechniken im Alltag veränderte ich meine Einstellung vielen Dingen gegenüber immer weiter. Ich begann, liebevoller mit mir selbst und meinem Körper umzugehen, und mein Stresspegel reduzierte sich nach und nach enorm. Ohne dass ich es beabsichtigt hatte, begann sich auch meine eigene Wahrnehmung meiner Migräne zu verändern. Sie war immer weniger dieses fiese Ding, das meinen Alltag zerstörte. Auch wenn ich immer noch nicht verstand, was sie eigentlich genau von mir wollte.

Diese Veränderungen nahm auch mein Umfeld wahr. Wechselseitig bemerkte ich, wie unglaublich gestresst die Menschen um mich herum waren. Das war mir zuvor nie aufgefallen. Als immer mehr Fragen kamen, wie ich mich denn so entstresst hätte und ob ich ihnen auch Tipps geben könnte, war es Zeit für meine nächste Ausbildung: zur Stressmanagementtrainerin.

Den Emotionen auf der Spur

Das Wissen, wie Stress genau funktioniert, war einer der Meilensteine auf meiner Migräne-Reise. Ich begann zu verstehen, dass mein Körper aus guten Gründen so reagierte, wie er es tat. Er wollte mich schützen. Nun musste ich ihm beibringen, dass ich das selbst übernehmen konnte.

Mein erster, kleiner Migräne-Durchbruch sah erst einmal gar nicht danach aus: Als ich an einem Wochenende einen Krankenbesuch machen wollte, bekam ich heftige Migräne und konnte nicht los. Beim nächsten Mal ereilte mich eine Attacke direkt danach. Wie ich es drehte und wendete, meine Migräne reagierte auf diese Besuche! Aber wieso? Was stresste mich so? Ich wusste nicht zuletzt auch durch meine jüngste Ausbildung, Stress konnte viele Gründe haben, häufig wird er durch Emotionen ausgelöst. Was wäre, wenn solche Emotionen auch meine Migräne direkt auslösen würden? Vielleicht ließen sich hier sogar Leit-Trigger ausmachen? Das schien mir gleichermaßen irre wie logisch. Ich dachte wochenlang darüber nach. Verglich Attacken miteinander, immer im Hinterkopf habend: Was ist das Gefühl dahinter? Irgendwann kam ich darauf: Alle meine Attacken, die weder das Wetter noch Hormone zur Ursache hatten, verband eine Sache: Ich hatte mich immer jeweils über mehrere Tage hinweg in Situationen befunden, in denen ich mich sehr hilflos fühlte. Ein Krankheitsfall in meinem näheren Umfeld ließ mich hilflos zurück. Ich fühlte mich in meinem Job hilflos, da es dort drunter und drüber ging und ich vermeintlich nichts daran ändern konnte. Außerdem lief es mit meinem damaligen Partner nicht gut, und ich wusste nicht, wie ich die Beziehung retten konnte. Hilflosigkeit hoch drei. Dass diese Kombination meine Migräne triggerte, kam mir mehr als logisch vor. Ich konnte es förmlich spüren: Das war mein Schlüssel zu meinen bisher unerklärbaren Attacken. Endlich.

Mein Anti-Hilflosigkeitsprogramm

Ich hatte nun einen Ansatz, wie ich mich meiner Migräne nähern konnte. Aber ließe sie sich dadurch auch beeinflussen? Ich begann, konkret zu überlegen, wie ich das testen könnte. Meine Theorie war, je weniger hilflos ich mich fühlte, umso weniger Migräne würde ich haben. Also startete ich ein Experiment mit mir selbst und versuchte in allen drei triggernden Bereichen etwas gegen meine Hilflosigkeit zu unternehmen.

Bei meinem Job fing ich an. Ich hatte einmal im Monat Frühschicht, und spätestens in der Woche danach bekam ich jedes Mal sehr starke und lang andauernde Migräne. Das lag daran, dass diese morgendliche Arbeitseinheit mir meine komplette Energie nahm, bevor ich überhaupt mit meinem eigentlichen Job starten konnte. Mein Projekt lautete also: Der Frühdienst muss weg! Ich machte einen Termin mit meinem Chef. Vorab setzte ich mich hin und bereitete mich gründlich auf dieses Gespräch vor. Das hatte ich zuvor nie getan. Aber diese Sache war so wichtig für mich, dass ich dieses Mal alles dafür tun wollte, was mir möglich war. Ich schrieb eine Argumentationsliste und dachte dabei an alles, was ich jemals über konstruktive Kommunikation gelernt hatte. Dann schaute ich noch einmal drüber und strich rigoros alle unsachlichen, emotionalen Argumente weg. Nur die besten, sachlichen Punkte ließ ich gelten. Zuvor hatte ich in solchen Gesprächen immer wieder versucht, mit meiner Migräne zu argumentieren. Dabei war ich allerdings sehr emotional vorgegangen und hatte auf Verständnis gesetzt. Dieses Mal ließ ich das und konzentrierte mich nicht auf meine Vorteile, sondern darauf, was meine Firma davon hatte. Dieser Ansatz zeigte durchschlagende Wirkung. Ich war völlig perplex und starrte irritiert auf meinen Argumentationszettel, als mir mein Chef eröffnete, dass ich da völlig recht hätte. Ich war meinen energieraubenden Dienst los! Migräne-Experiment Teil 1 war geschafft.

Es folgte Teil 2. Der war weniger komplex, wenn auch nicht schön: Ich trennte mich von meinem damaligen Freund. Wenn ich so viel Energie darauf verwenden musste, etwas am Laufen zu halten, dann war es offenbar nicht gesundheitsfördernd für mich.

Nun war noch der bereits genannte Krankheitsfall als Stressor Nr. 3 da. Den konnte ich leider nicht ändern, aber ich konnte meine Reaktion darauf verändern. Ich suchte mir erneut Hilfe bei meinem Coach, um entspannter mit dieser Situation umgehen zu können. Nach diesen drei Anti-Hilflosigkeits-Schachzügen geschah genau das, was ich gehofft hatte: Ich hatte plötzlich wieder viel mehr Energie, und meine Migräne verringerte sich schlagartig auf nahezu null. Mein Migräne-Wunder war geschehen.

Migräne ist vielseitig – ich bin es auch

Von diesem Durchbruch an setzte ich mich jedes Mal hin und überlegte, was das Problem sein könnte, sobald ich spürte, dass eine Migräneattacke im Anmarsch war.

Neben dem Gefühl der Hilflosigkeit wirkte und wirkt auch das Thema Bedrohung meiner Grenzen enorm stressend für mich. Auch damit beschäftigte ich mich ausführlich und erlernte ein immer besseres Handling. Unter Migräne litt ich immer seltener, und diese neue Freiheit war großartig! Ich genoss sie sehr.

Gleichzeitig eröffnete sich mir damit die Möglichkeit, mein Migränesystem weiter kennenzulernen. Da ich nun meine Hauptauslöser kannte und eindeutig zuordnen konnte, ließen sich auch andere Faktoren klarer beurteilen. Ich verstand immer mehr, wie komplex das gesamte System war. Und äußerst fragil.

Einer der Dreh- und Angelpunkte war mein Energiehaushalt, der eng mit meinen Triggern verknüpft war. Alles, was mich emotional stresste, nahm mir Energie. Aber auch körperliche Anstrengung und allgemein zu viele Reize ließen mein Energielevel schnell auf den Nullpunkt sinken. In der folgenden Zeit lernte ich also nach und nach, an welchen Stellschrauben ich drehen konnte, um meinen sensiblen Kräftehaushalt auszubalancieren. Aus meiner Sicht eines der wichtigsten Dinge, die man als Migränebetroffener lernen sollte. Deshalb widme ich diesem Thema ein ganzes Kapitel in meinem Buch.

Zum ersten Mal und lange Zeit migränefrei

Auch wenn sich das nicht so anhören mag, in diesen Jahren verlagerte sich mein Fokus immer weiter weg von meiner Migräne. Ich beschäftigte mich mehr damit, wie ich möglichst glücklich sein konnte. In allen Bereichen meines Lebens. Mein Privatleben veränderte sich nach und nach grundlegend. Früher waren meine Arbeitskollegen meine Freunde gewesen, mit denen ich am Wochenende feiern ging. Die meisten Gespräche drehten sich dabei um den Job und was nicht so richtig rundlief.

Während meiner Migräne-Reise lernte ich viele, sehr optimistische Menschen kennen, die mit großem Engagement für eine Sache brannten. Dies beeindruckte mich nachhaltig, und es wurden teils enge Freunde von mir. Egal, welche Idee oder welches Problem ich auch hatte, wir redeten immer über mögliche Lösungen, nie über unüberwindbare Hürden. Auch die Menge der Reize, denen ich mich aussetzte, reduzierte ich stark. Statt mit Bekannten in einer Bar abzuhängen, ging ich nun lieber mit einer guten Freundin in ein ruhiges Restaurant. Ich genoss es, mich nur auf sie konzentrieren zu müssen, und ließ die Finger vom Alkohol. Ich unterrichtete Anti-Stress-Kurse und fand Kraft dazu, mich auch noch in Yin Yoga ausbilden zu lassen, um dieses Element zusätzlich in meine Kurse zu integrieren. Über meine Migräne dachte ich immer weniger nach. Irgendwann fragte mich jemand, wann ich meine letzte Attacke gehabt hätte, und ich stellte verdutzt fest, dass ich es nicht wusste. Da realisierte ich zum ersten Mal, dass ich es wirklich geschafft hatte, einen schmerzfreien Alltag für mich zu kreieren.

Fast am Ziel mit Neuro-Coaching

Ich hätte mein Leben mit nur noch selten auftretender Migräne jetzt einfach genießen können. Aber manchmal ergeben sich Dinge ganz von allein und werden zu Selbstläufern. So war das mit mir und dem Migräne-Coaching. Ich traf viele Menschen, und sie waren alle unglaublich gestresst. Ob im Berufs- oder Privatleben. Mit meinen Entspannungskursen konnte ich zwar Positives bewirken, doch mir kam häufig der Gedanke, dass wir dort ja lediglich gegen das Problem anarbeiteten, aber nie wirklich die Ursache in Angriff nahmen. Die einzige Technik, die ich je kennengelernt habe, die das nachhaltig ermöglichte, war die EMDR-Methode, die mich über die Jahre hinweg selbst durch diverse Coachings begleitet hatte. Wenn ich mein Wissen über Stress und Entspannung nun mit dieser Coaching-Art kombinierte, müsste das doch erfolgreich sein!

Aber könnte ich das? Ich hatte nie darüber nachgedacht, dass ich selbst Coach werden könnte. Im Gegenteil! Dafür hatte ich ja selbst viel zu viele Probleme! Aus meiner damaligen Sicht konnten Coaches oder Therapeuten nur diejenigen Menschen werden, die ohne eigene Probleme waren. Denn nur die konnten anderen erklären, wie das ging. Je mehr Ausbildungen ich aber absolvierte, desto klarer wurde mir, dass das eine Fehleinschätzung war. Jeder von uns hat Probleme. Coaches und

Therapeuten helfen dir zwar, deine zu lösen, unabhängig davon können sie aber durchaus eigene Probleme haben. Menschen, die wenige Probleme zu haben scheinen, können dagegen leider nur selten erklären, wie sie das machen. In meinen diversen Kursen merkte ich, dass mir meine eigene Vergangenheit einen enormen Vorteil als Trainer brachte. Ich nahm Stress bei anderen direkt wahr und konnte mich sehr schnell in deren Probleme hineindenken und konstruktive Lösungsideen liefern. Ich kannte diese Themen so gut, dass es für mein Hirn etwas völlig Normales war, sich damit zu beschäftigen.

Also beschloss ich schlussendlich, Neuro-Coach® zu werden: Bei diesem hirngerechten Coachen wird das Augenmerk darauf gelegt, Lösungen zu finden, die unser Hirn besonders gut versteht und so schnell in ein neues Handeln integrieren kann. Diese Entscheidung veränderte mein Leben erneut völlig. Ich reduzierte meine Stunden als Journalistin und konzentrierte mich auf die Ausbildung. Verdutzt stellte ich fest, dass sich an diesem Punkt alles vereinte, was ich zuvor gelernt hatte, als wenn meine Reise vorab keinen anderen Grund gehabt hätte, als mich auf meine Arbeit als Coach vorzubereiten.

Meine Arbeit als Schmerz-Coach heute

Auf die Frage, welchen Leuten ich als Coach helfen wollte, gab es für mich nur eine Antwort: Menschen mit Schmerzen! Damit kannte ich mich aus, ich erinnerte mich, wie mich meine Coaching-Einheiten selbst über all die Jahre unterstützt hatten. Andererseits hatte ich mich nie direkt zu meinen Schmerzen coachen lassen, und ich kannte auch niemanden, der so arbeitete. Würden sich dadurch Schmerzen tatsächlich zum Positiven verändern lassen? Ich war mir sicher, dass das gehen musste. So begann ich, meine Art des Coachings zu entwickeln und Freunde und Freiwillige zu begleiten. Schnell wurde klar, dass das, was ich bei mir selbst über die Jahre beobachtet hatte, auch auf jeden anderen Menschen zutraf, der mir begegnete: Jede Form von Schmerz löst auf vielen Ebenen Stress aus. Sobald dieser zum Beispiel mit Hilfe der EMDR-Methode verarbeitet wird, findet das System plötzlich ganz neue Lösungen für Probleme. Danach ist der Umgang mit dem Schmerz entspannter. Der gesamte Fokus kann sich verändern, weg vom Schmerz hin zum wirklichen Leben. Kraft für Prävention ist plötzlich da. Unlösbare Probleme kommen einem plötzlich machbar vor. Und die Schmerzen werden anders wahrgenommen, reduzieren sich oder lösen sich teils sogar ganz.

Trotz dieser Erfolge war ich unsicher, inwieweit ich diese auch bei Migräne erzielen konnte. Migräne ist derart komplex, wie sollte ich mit einem oder mehreren Coachings eine durchschlagende Verbesserung bewirken? Ich entwickelte deshalb einfache Tests und Übungen, um den Themen rund um die Krankheit schneller auf die Spur zu kommen. Das funktionierte erstaunlich gut. Meine Kunden brauchen heute häufig nur ein bis zwei Sitzungen, um eine Veränderung ihres Verhaltens, ihrer Migränetaktung und sogar ihrer Schmerzintensität festzustellen. Schritt für Schritt geht es voran. So wie es auch bei mir selbst der Fall war.

Meike heute

Heute lebe ich sehr entspannt mit meiner Migräne. Aber sie ist und bleibt Teil von mir. Ich kann nicht sagen, dass ich das großartig finde, natürlich wäre ich lieber ganz gesund. Aber ich habe nur noch alle Jubeljahre eine Attacke, und auch das wird zunehmend weniger. Dafür nimmt das Thema Migräneprävention einen wichtigen Platz in meinem Alltag ein. Wenn ich etwas gelernt habe, dann, dass Vorbeugen leider nicht im Nachhinein funktioniert. Meine Migräne kann sehr schnell und unnachgiebig wieder vor der Tür stehen und heftig anklopfen, wenn ich meine Prophylaxe nicht bewusst und regelmäßig wahrnehme.

Dennoch bin ich meiner Krankheit für sehr viele Dinge in meinem Leben dankbar. Vor allem hat sie mir den schönsten

Job geschenkt, den ich mir früher nicht einmal hätte vorstellen können: Migräne- & Schmerzcoach. Anderen Betroffenen zu helfen, ist für mich zur Berufung geworden. Es ist großartig und zeigt mir immer wieder, dass meine Reise so viel mehr war als nur ein Kampf um Schmerzfreiheit. Ich habe mich selbst dabei gefunden, vertraue mir und meinem Körper mehr, als ich es jemals zuvor getan habe. Ich weiß so viel genauer, was mir guttut, körperlich und seelisch. Und es ist wunderbar zu erleben, wenn es anderen Betroffenen nach gemeinsamen Coachings ebenso geht.

Migräne kann dir dann sogar helfen, ein Stück weit zu dir selbst zu finden. Klingt irre, oder? Aber wenn wir schon unfreiwillig in dem Migräne-Club drin sind, dann lass uns doch das Beste draus machen! Lass uns gemeinsam auf deine Migräne-Reise gehen und schauen, wo sie dich hinführt.

2. Die T. E. K. E.®-Methode

Eines der wichtigsten Dinge für mich als Migränikerin war, neben ganzheitlichem Coaching, einen Überblick über meine Krankheit zu gewinnen. Ich verstand sie jahrelang nicht, und wenn die Attacken mich überrollten, konnte ich wenig daran ändern. Tatsächlich ist mein Handlungsspielraum während einer Attacke auch heute noch begrenzt. Aber er hat sich extrem erweitert. Am meisten bewirken kann ich im Vorhinein, sodass meine Migräne gar nicht erst auftritt. Deshalb liegt mein Fokus im Alltag ganz klar auf der Prävention. Dieses Wissen darüber, was mir hilft und was nicht, hatte ich aber nicht von Anfang an. Dafür musste ich mein ganz persönliches Migräne-Puzzle erst zusammensetzen. Je intensiver ich mich mit den einzelnen Bausteinen vertraut machte, umso schneller fügte sich alles zu einem Bild. Ab diesem Moment konnte ich wirklich vorbeugen.

Vielleicht hast du auch schon festgestellt, dass einem dieser Weg in Deutschland nicht besonders leicht gemacht wird. Man stellt schnell fest, dass man relativ allein vor seinem Schmerzrätsel sitzt. Sicher gibt es Hilfestellung in einzelnen Bereichen, letztlich aber bleibt es dein Puzzle, das du selbst lösen musst. Ich war mir irgendwann jedenfalls sicher, dass das nicht alle Teile sein konnten, die da vor mir lagen. Und ich hatte recht. Es waren noch welche in der Packung. Das kann bei dir ähnlich sein. Es könnte noch viel mehr Teile geben, die du bis jetzt nur noch nicht kennst und momentan noch händeringend suchst! Denn jedes Puzzle ist hochindividuell. Kein Mensch weiß, wie das ganze Bild am Ende aussehen wird. Auch Ärzte und Experten nicht. Aber sie können dir helfen, mit deinem Puzzle weiterzukommen. Was sie nicht für dich tun (können), ist, es in Gänze zu lösen. Da musst und darfst du selbst ran.

Es gibt nicht nur die eine Lösung

Damit es für dich leichter wird, deinen Migräne-Code nachhaltig zu knacken, habe ich die T.E.K.E.®-Methode entwickelt. Mit ihr bekommst du einen vielseitigen Anti-Schmerz-Baukasten an die Hand. Zum einen erhältst du einen Überblick über die Krankheit in all ihrer Komplexität und lernst auf viele, nicht medikamentöse Handlungsmöglichkeiten zuzugreifen. Zum anderen entwickelst du nach und nach neue Ideen, wie du jetzt oder in Zukunft deiner Migräne ganz individuell gegensteuern kannst. T.E.K.E.® zielt auf Verständnis und Prävention ab, deinen Schlüssel zu einer schmerzfreieren Zukunft.

Aus meiner Sicht begehen Betroffene in puncto Vorbeugung häufig einen Fehler, nämlich den, auf eine einzige Strategie zu setzen. Alles auf eine rein medizinische Prophylaxe auszurichten, ist ebenso kurzsichtig, wie allein auf Meditation als Gegenmittel zu hoffen. Migräne ist multifaktoriell, das sollte sich bestenfalls auch in deiner Prävention widerspiegeln. Je breiter du dich aufstellst, desto höher ist die Chance, dass du die Schmerzhäufigkeit und -intensität deiner Migräne dauerhaft reduzierst.

Die T.E.K.E.®-Methode basiert genau auf diesem multifaktoriellen Prinzip. Sie bedient vier Ebenen, die gleichwertig nebeneinanderstehen und miteinander wirken:

✓ T steht für Trigger: Das sind Reize, die eine Migräneattacke auslösen können. Je genauer du sie kennst, umso besser für deine Prävention.

✓ E steht für Energiehaushalt: Dein Migränehirn hat einen anderen Energieverbrauch als das Hirn eines Nichtbetroffenen. Ihn zu kennen und auszubalancieren, ist ein entscheidender Faktor.

✓ K steht für die Körperarbeit: Migräne zeigt sich auch in körperlichen Auswirkungen abseits der Attacken. Um diese Auswirkungen kannst du dich kümmern und ihnen vorbeugend begegnen.

✓ E steht für die Entspannung: Migräne ist äußerst kraftraubend. Entspannung ist daher kein schmückendes Beiwerk,
sondern ein absolutes Muss für Körper, Geist und Seele.

In den folgenden Kapiteln erkläre ich dir, was die einzelnen
Ebenen genau ausmacht und welche Analysemethoden und
Handlungsmöglichkeiten sie für dich bereithalten. Dabei gibt
es kein Standardmodell. Jeder der vier Bereiche gestaltet sich
von Mensch zu Mensch unterschiedlich. Du bekommst deshalb
viele Beispiele, um dich deinem ganz persönlichen Modell zu
nähern. Ich werde dir dabei immer wieder Übungen anbieten
und Fragen stellen. Nette Fragen, lustige Fragen und ja – auch
unangenehme Fragen. Du kannst beim Lesen immer wieder
innehalten und nach Antworten suchen. Mal wirst du schnell
welche finden, mal wirst du länger dafür brauchen. Am Ende
des Buches wirst du aber in der Lage sein, dir dein eigenes
T. E. K. E.® als persönliches und hochwirksames Präventions-
modul zusammenzustellen. Bereits erworbenes Migränewissen
lässt sich im Übrigen bestens integrieren. Das Modell ist offen und lebt von deinen Erfahrungen und Erkenntnissen. Du
kannst alles so anpassen, dass es zu 100 % stimmig für dich ist!
   Musst du alle vier Ebenen bearbeiten, um eine wirklich wirksame Präventionsstrategie zu entwickeln? Das ist sinnvoll, ja.
Häufig finden sich gerade auf den Ebenen, die dich anfangs
vielleicht weniger ansprechen, besonders spannende Hinweise
für deinen neuen Weg. Und: Wenn auf einer der Ebenen mal
ein Ungleichgewicht herrscht, lässt sich das meist mithilfe
einer anderen Ebene ausgleichen.

Gut Ding will Weile haben

Als ich in einem meiner Migräne-Workshops über die vier Säulen meiner T. E. K. E.®-Methode sprach, reagierte eine Teilnehmerin mit den Worten: »Okay, aber das dauert dann ja ewig!«
Sie glaubte, keine raschen Fortschritte erzielen zu können.
Das Warten auf eine Wundermethode scheint verführerisch.

Langfristig gesehen ist es aber sinnvoller, ins Tun zu kommen und lieber mit kleinen Schritten loszulegen, als verharrend auf eine schnelle Lösung zu hoffen, die vermutlich nicht kommen wird. Manchmal hat bereits ein minikleiner Step sehr große Auswirkungen auf deine Migräne.

In meinem Präventionsmodell wirst du im Übrigen keine Informationen über medikamentöse Therapien finden. Wende dich dazu bitte sehr gerne an einen Arzt deiner Wahl, bestenfalls an einen Neurologen. Außerdem gibt es zahlreiche, großartige Ratgeber zu diesem Themenkomplex, die vorhandene Therapien abbilden. T. E. K. E.® lässt sich aber selbstverständlich parallel zu einer medikamentösen Prophylaxe anwenden und kann diese wunderbar ergänzen.

3. Die T. E. K. E.®-Methode:
T wie Trigger

»Sie müssen rauskriegen, was Ihre Migräne auslöst.« Diesen Satz hast du vielleicht schon einmal gehört oder gelesen. Und er hängt dir eventuell schon zu den Ohren raus. Das verstehe ich, denn er hilft erst mal null. Allerdings glaube auch ich, dass es wichtig ist, seine Auslöser zu kennen. Der springende Punkt ist ja nur: Wie kommt man zu diesem Verständnis? Mit einem Migränetagebuch allein ist es leider in den meisten Fällen nicht getan. Genau hier setzt dieses Kapitel an: Du wirst Auslöser kennenlernen, nach denen du bisher vermutlich eher selten gefragt worden bist. Das Wort Trigger kennst du vielleicht auch, ich verwende es in diesem Buch häufiger. Damit sind Auslösereize gemeint, die eine Migräneattacke heraufbeschwören können. Als klassische Migränetrigger gelten Schlafmangel, Wetterumschwünge, hormonelle Schwankungen und Stress. Auch bestimmte Nahrungsmittel werden als auslösende Faktoren diskutiert. Ein Trigger allein bedingt meist keine direkte Migräneattacke, wenn jedoch mehrere zusammenkommen, wird diese schon wahrscheinlicher.

Die wenigsten Migränebetroffenen können all ihre auslösenden Reize benennen. Das liegt meiner Ansicht nach daran, dass die klassischen Auflistungen in dieser Hinsicht sehr konzentriert gehalten sind. Als Betroffene musste ich erst einmal darauf kommen, dass es noch wesentlich mehr Faktoren gibt als diejenigen, von denen ich bereits mehrfach gelesen hatte. Ich habe bei mir selbst über die Jahre beispielsweise folgende zehn Auslöser identifiziert:

1. Hilflosigkeit
2. Bedrohung meiner Grenzen
3. Wetterumschwung
4. zu viel intellektueller Input
5. zu laut
6. zu hell
7. Hormone
8. zu viel Bildschirmzeit
9. körperliche Überbelastung
10. Kontaktlinsen

Eventuell werden dich einige davon überraschen. Ich erzähle dir später noch mehr zu diesem Thema. Meine Hauptbotschaft aber lautet: Weite deinen Blick. Viele meiner Trigger fallen durchs klassische Raster. Wie kann das sein? Böse Absicht ist es mit Sicherheit nicht, sondern wohl eher der Tatsache geschuldet, wie ungeheuer komplex Migräne ist. Was bei dem einen eine Attacke auslöst, hat bei einem anderen keinerlei Auswirkungen. Häufig tappen wir genau aus diesem Grund jahrelang im Dunkeln, immer in Habachtstellung vor der nächsten Attacke.

Hier setzt die erste Ebene von T. E. K. E.® an: Die T-Ebene sondiert deine ganz persönlichen Trigger. Besonderes Augenmerk liegt dabei auf möglichen versteckten Auslösern, die du noch nicht kennst, die dich in der Lösung deines Schmerzrätsels aber enorm weiterbringen können. Sicherlich kennst du einige deiner migränebedingenden Faktoren ganz genau. Bei anderen aber bist du vielleicht noch unsicher. Dieses Unsicherheitsgefühl aber stellt ein großes Problem dar. Du kannst die Lage nicht einschätzen. Das stresst. Damit sind wir genau beim Thema: Stress wird als einer der häufigsten Migräneauslöser genannt. Dabei sind vor allem die Phasen vor und nach einem stressenden Ereignis relevant. Unser gesellschaftliches Verständnis von Stress erschwert es jedoch, der eigenen Migräne in diesem Zusammenhang auf die Schliche zu kommen. Nachfolgend erkläre ich dir wieso.

3.1. Wischiwaschi-Trigger: Stress

Wenn Stress immer wieder ein Thema in deinem Leben ist und du das leise Gefühl hast, dass das Ganze irgendetwas mit deiner Migräne zu tun haben könnte, dann lade ich dich ein, diesen Abschnitt besonders aufmerksam zu lesen. Du erfährst hier, was Stress genau ist und wie er wirkt – insbesondere auf deine Migräne. Vor allem aber bekommst du konkrete Fragen gestellt, sodass du deine ganz persönlichen Stressfaktoren identifizieren kannst. Und du erhältst Tipps, wie du mit diesem Wissen deinen Gesundheitszustand auf Dauer verbessern kannst.

Ob man will oder nicht, über kurz oder lang wird wohl jeder Migränebetroffene einmal zum Thema Stress befragt. Im Freundeskreis. Beim Arzt. Oder in der Apotheke. So auch ich. Die Ratschläge, die ich daraufhin bekam, hatten leider alle eines gemeinsam: Sie waren sehr allgemein gehalten und daher null Komma null hilfreich. Vielleicht kennst du das auch. Bei Sätzen wie »Dann müssen Sie Ihren Stress dringend reduzieren!« kam ich mir in meiner chronischen Migränephase geradezu veräppelt vor. Was sollte ich damit anfangen? Anscheinend war weniger Stress immer die Lösung für alles. Die Allzweckwaffe gegen jede Krankheit! Das machte mich richtig sauer, was auch daran lag, dass ich gar nicht wusste, was Stress reduzieren nun genau heißen sollte. Ich konnte mir darunter anfangs lediglich weniger Arbeit vorstellen. Konkretere Tipps bekam ich nur selten zu hören, mal abgesehen von »Entspannen Sie sich« oder »Ich mach ja Yoga, probier das doch mal!«. So kam ich damals übrigens das erste Mal mit Yoga in Kontakt. Und es ging komplett in die Hose, da ich anschließend mit schlimmerer Migräne als zuvor wieder nach Hause ging. »Von wegen entspannend!«, war mein Rückschluss, ich ließ es erst mal bleiben. Dass Yoga eben nicht gleich Yoga ist und viel nicht immer viel hilft, wusste ich zu dem Zeitpunkt noch nicht.

Was ich damals wirklich gebraucht hätte und was nie passierte, war, dass sich jemand mit mir hinsetzte und mir erklärte, was Stress überhaupt ist, wie er im Körper funktioniert und was meine Migräne damit zu tun haben könnte. Außerdem, wie ich meine ganz persönlichen Stressfaktoren rauskriege und ich lernen kann, im Alltag mit ihnen umzugehen. Stattdessen taten alle so, als ob Stress für jeden dasselbe sei und man ganz von allein damit klarkommen müsse. Das ist aber nicht so. Im Gegenteil! Die wenigsten Menschen können gut mit Stress umgehen. Und die, die es können, wissen meist selbst nicht wieso. Stress scheint erst mal etwas zu sein, das wir kennen. Fragt man aber genau nach, herrscht keine Ahnung, was dahintersteckt. Woher auch? Wir lernen in der Schule nichts darüber. Das ist schade, denn aus meiner Sicht wird jeder Mensch, der trainiert, mit sich und seinem Stress gut umzugehen, später wesentlich einfacher durchs Leben gehen.

Beim Thema Stress gibt es also mehrere Probleme: Erster Punkt ist bereits der Begriff an sich. Wir verwenden das Wort im Alltag, sind uns aber meist gar nicht klar darüber, was es überhaupt meint.

Übung: Was ist Stress?

Frage die nächsten drei Menschen, die du triffst, was für sie Stress ist, und notiere die Antworten. Was fällt dir auf?

Ich rate mal: Du hast drei unterschiedliche Antworten bekommen, oder? Das ist normal und zeigt, was die Sache so schwierig macht. Stress ist für jeden etwas anderes. Häufig wird er als ein Gefühl, dann wieder als Körperwahrnehmung beschrieben. Aus diesem Grund zerlege ich Stress immer erst einmal in seine Einzelteile. Dadurch wird er greifbarer, weniger nebulös. Und du kannst auf diese Weise besser Strukturen erkennen und mit deiner eigenen Situation abgleichen.

Starten wir mit den Dingen, die Stress in uns auslösen. Das kann bei jedem etwas anderes sein: Andere Menschen, die dich nerven oder wütend machen, und damit Gefühle in dir auslösen, die dich belasten. Zum Beispiel deine Nachbarin, die ihren Hund immer in dein Blumenbeet machen lässt, worüber du dich jedes Mal aufregst. Das kannst aber auch du selbst sein, wenn du dich zum Beispiel über dich ärgerst. Es kann eine Tätigkeit sein, die sich für dich stressend anfühlt. Zum Beispiel deine Arbeit, bei der du manchmal gar nicht weißt, wie du sie schaffen sollst, oder die Präsentation, die du halten sollst und die dir Angst macht, weil du so etwas noch nie gemacht hast. Wenn du Migräne hast, weißt du vielleicht auch, dass Dinge wie Licht oder Lautstärke negativ reizen können. Die Beispiele sind vielfältig. Welche fallen dir aus deinem eigenen Leben ein?

Übung: Deinen Stress fühlen

Schreibe dir auf, in welchen Situationen du dich ganz unabhängig von deiner Migräne gestresst fühlst. Notiere in einem zweiten Schritt, woran du jeweils merkst, dass du Stress hast (z. B. Körperempfindungen, weitere Signale).

Stress kannst du unmittelbar körperlich spüren, zum Beispiel wenn du plötzlich anfängst zu schwitzen und dein Herzschlag sich erhöht. Oder am Ende eines stressigen Tages in Form von Verspannungen. Stress nimmt aber auch mittelbar Einfluss auf deine Entscheidungen, deine Konzentration und vieles mehr. Dieses Phänomen bringst du vielleicht nicht immer direkt mit seiner tatsächlichen Ursache in Verbindung. Stress zu verstehen ist also komplizierter, als man auf den ersten Blick meinen könnte. Wenn ich aber nicht so recht weiß, was Stress überhaupt ist und was es für mich heißt, wie soll ich dann meinen Stress reduzieren? Oder gar loswerden? Ich weiß ja gar nicht, wo ich ansetzen muss.

Ich möchte dir im Folgenden die vielen verschiedenen Auslöser für deine Migräne aufschlüsseln, die hinter einem einzigen, mehrdeutigen Begriff stecken können! Denn je besser du Stress verstehst und ganz konkret, wie er sich bei dir zeigt und wie er wirkt, umso größer wird der Hebel werden, mit dem du deine Migräne aktiv beeinflussen kannst. Starten wir also mit unserem Kurz-Coaching zum Thema Stressauslöser.

3.2 Versteckte Auslöser

Es wird dir bereits aufgefallen sein: Es ist schwierig, etwas zu finden, von dem du nicht weißt, was es ist. Wenn Migräneauslöser einfach aufzuspüren und zu verändern wären, dann wäre mein Buch überflüssig. Aber leider ist das nicht der Fall. Einige der stärksten versteckten Migräneauslöser lassen sich meiner Erfahrungen nach in einem ganz bestimmten Bereich von Stress finden: Die Rede ist von emotionalem Stress. Leider wirst du als Betroffener oft erst sehr spät nach diesem Punkt gefragt und nach den genauen Hintergründen häufig gar nicht. Das ist sehr schade, weil du in diesem Bereich aktiv arbeiten und wirklich etwas verändern kannst. Meist landet man stattdessen schnell bei den Themen Beruf und Überlastung. Sicher, das sind keine schlechten Ansätze, doch sie decken das Feld eben nicht umfänglich ab. Daher lautet eine meiner wichtigsten Fragen in diesem Zusammenhang: »Was macht dir gerade emotional zu schaffen?« Egal in welchem Bereich.

Unter emotionalem Stress verstehe ich grundsätzlich jede Art von Emotionen, die dein System be- und überlasten. Viele meiner Kunden ahnen, dass ihre Migräne mit emotional anspruchsvollen Situationen zu tun haben könnte, zum Beispiel wenn nach einem Streit mit der Mutter oder dem Partner eine Attacke folgt. Wie das Prinzip aber genau funktioniert, wissen sie nicht. Das macht Veränderung schwierig und kann für Vermeidungsverhalten sorgen. Beim genannten Beispiel also, unbewusst alles daranzusetzen, um zukünftig Streit zu vermeiden. Hilft das? Auf Dauer nein, es kann sogar sein, dass dieses Verhalten die Migräneattacken noch weiter verstärkt, da eben nicht die Wurzel des Problems bearbeitet wird.

Ich habe diese Vermeidungsmethode jahrelang selbst verfolgt, ohne zum eigentlichen Kern vorzudringen. Keine Überraschung also, dass in dieser Phase meine Schmerzen nicht besser wurden. Doch in einem nächsten Schritt begann ich nach den Gemeinsamkeiten zwischen den Situationen zu forschen, die mich emotional forderten. Das war gar nicht so leicht, da sich Probleme im Job logischerweise anders darstellen als im familiären Bereich oder im Freundeskreis. Wie sollte ich da auf Ähnlichkeitsmuster stoßen? Tatsächlich ist für diese Aufgabe viel Zeit nötig. Noch wichtiger aber ist es, den Schlüssel zu kennen: Halte Ausschau nach ähnlichen Gefühlen in äußerlich verschiedenen Situationen. Gibt es Gefühle, die dabei überdurchschnittlich häufig auftauchen?

Es ist meine feste Überzeugung, dass bestimmte Gefühle bei vielen Menschen Migräne auslösen können. Diese Gefühle sind dabei von Mensch zu Mensch unterschiedlich. Der Einfachheit halber erkläre ich dir das Ganze an meinen eigenen Triggern. Du kennst die Liste schon, ich habe sie hier nach Stärke der einzelnen Trigger absteigend sortiert:

1. Hilflosigkeit
2. Bedrohung meiner Grenzen
3. Wetterumschwung
4. zu viel Input
5. zu laut
6. zu hell
7. Hormone

8. zu viel Bildschirmzeit
9. körperliche Überbelastung
10. Kontaktlinsen

Die meisten Faktoren lösen allenfalls leichte Migräne bei mir aus, insbesondere wenn sie einzeln auftreten. Was dagegen sehr sicher zu einer handfesten Migräneattacke führt, sind die Plätze eins und zwei. In meinem Fall ist das Gefühl von Hilflosigkeit der stärkste Auslöser. Danach folgt das Gefühl von Bedrohung, wenn meine Grenzen überschritten werden. Dieser Zustand kann das Gefühl von Hilflosigkeit wiederum verstärken, sodass in der Folge eine Attacke sehr wahrscheinlich wird.

Ich gebe dir ein Beispiel, wie so etwas in der Realität aussehen kann: Im Urlaub fragte mich mein Freund mehrere Tage hintereinander nicht nach meiner Meinung, als er für uns Aktivitäten mit seiner Familie ausmachte. Ich nahm das so hin, ohne mir viel dabei zu denken, denn seine Familie ist toll, und ich bin gerne mit ihnen zusammen. Dennoch kündigte sich am dritten Urlaubstag eine Migräneattacke bei mir an. Ich überlegte, woran das liegen könnte, und schloss acht Trigger aus. Übrig blieben meine zwei schlimmsten: Ich fühlte mich hilflos und übergangen, weil meine Zeit verplant wurde, ohne dass man mich fragte. Ich hatte das Gefühl, dass ich keinen Einfluss nehmen könnte und über mich bestimmt würde. Ich machte mir Sorgen, dass ich nicht genug Kraft hätte für all das, was man mit mir vorhatte. So meine rein subjektive Wahrnehmung. Objektiv gesehen wollten weder mein Freund noch seine Familie derartige Bedrängnis in mir auslösen. Dennoch empfand ich es so und damit enormen emotionalen Stress. In diesem Urlaub gelang es mir jedoch, die anrollende Migräneattacke in vier Schritten wirksam zu verhindern.

4 Schritte, um emotionalen Stress zu beeinflussen:

✓ Stress erkennen

✓ Dahinterliegende Gefühle und Bedürfnisse identifizieren

✓ Festlegung von geeigneten Maßnahmen, um negative Gefühle zu verändern

✓ Durchführung der Maßnahmen

Was bedeutete das nun in meinem konkreten Fall?

Schritt 1 bestand darin, erst einmal zu erkennen, dass ich emotionalen Stress hatte. Im konkreten Fall merkte ich es leider erst, als die Migräne bereits anrollte. Bestenfalls gelingt es also schon vorher, aber im trubeligen Alltag ist das nicht immer machbar.

Schritt 2 war, meine dahinterliegenden Gefühle von Hilflosigkeit und Bedrohung zu identifizieren.

Schritt 3 bedeutete, mich zu fragen, wie ich diese Gefühle beeinflussen könnte, um eine Migräneattacke doch noch abzuwenden. Mir war klar, dass es nicht helfen würde, mich ins Bett zu legen und meinen Schmerz zu ertragen. Gegen Hilflosigkeit, wie in meinem Fall, hilft aktives Handeln, selbstverantwortliches Agieren.

Schritt 4 sah deshalb so aus, dass ich meinen ganzen Mut zusammennahm und das Problem schließlich ansprach. Hätte ich das ohne die anrollende Migräne getan? Nein, denn ich mag keine Konflikte und bin ein sehr harmoniebedürftiger Mensch. Unterbewusst vermeide ich also, häufig zu sagen, was ich denke, oder einzufordern, was ich benötige, da ich keinen Streit möchte. In diesem Fall knallte es dann tatsächlich ganz schön zwischen mir und meinem Liebsten, der sich und sein Bemühen, uns einen schönen Urlaub zu bescheren, missverstanden sah. Nach dieser Aussprache spürte ich aber, wie sich mein Körper entspannte. Das Gefühl der Hilflosigkeit wich, ich fühlte mich nicht länger bedroht. Ich war für mich selbst und meine Bedürfnisse eingestanden, damit konnte sich der negative, emotionale Stress lösen. Meine einsetzenden Migränesymptome verschwanden wieder.

Die meisten meiner Kunden können diese vier Schritte sehr gut verinnerlichen und dann für sich selbst erfolgreich nutzen. Muss das auch für dich gelten? Nein, jeder Migräniker ist anders. Dennoch mache ich die Erfahrung, dass emotionaler Stress bei jedem Menschen stark wirkt und dieser Faktor sich immer auch auf den Schmerz auswirkt. Je stärker du auf emotionalen Stress reagierst, umso höher ist also die Wahrscheinlichkeit, dass sich über das 4-Schritte-Modell deine Migräne – in Kombination mit einem optimierten Lebensstil – sehr gut regulieren lässt. Einen Coach brauchst du dafür grundsätzlich nicht. Du kannst die Technik für dich selbst anwenden. Probiere es doch bei der nächsten Migräneattacke einmal aus! Das passende Rüstzeug bekommst du gerade an die Hand.

Lass uns deshalb das Ganze noch konkreter machen. Nachfolgend findest du Ideen und Übungen zu den einzelnen Etappen des 4-Schritte-Plans. Diese kannst du immer dann umsetzen, wenn du Bedarf an vertiefender Unterstützung hast. Vielleicht hast du ja Lust, jetzt gleich damit loszulegen.

Schritt 1: Emotionalen Stress erkennen, der Migräne auslöst
»Ach, ich habe Stress!« Mit dieser Erkenntnis geht es los bzw. dann bist du eigentlich schon mittendrin. Denn häufig geht ihr voraus, dass du dich irgendwie seltsam fühlst. Vielleicht bist du genervt, angespannt oder dir ist einfach warm. Gar nicht so leicht zu verstehen, dass solche Symptome bereits Stressanzeichen sein können. Je früher du sie zu deuten verstehst, umso besser. Dabei kann dich zum Beispiel ein MBSR-Kurs unterstützen. MBSR steht für Mindfulness-Based Stress Reduction. In solchen Kursen lernst du unter anderem deine Stress- und Entspannungsreaktionen besser kennen und bemerkst so zukünftig rascher, wenn du in Stress abdriftest.

**Schritt 2: Die dahinterliegenden Gefühle und Bedürfnisse
identifizieren**

Es gibt Grundemotionen, positive wie negative, die einen großen Anteil an unserem Verhalten haben. Typischerweise sind das:

✓ Freude
✓ Wut
✓ Trauer
✓ Angst
✓ Scham
✓ Ekel
✓ Schuld
✓ Überraschung

Meiner Erfahrung nach haben nur einige, ganz bestimmte Gefühle das Potenzial, dich so zu stressen, dass sie eine Migräneattacke begünstigen. Dies sind bei jedem Menschen aber andere. Ich lese zum Beispiel immer wieder in sozialen Netzwerken, dass Migräne Ausdruck unterdrückter Aggression sein soll. Man habe – kurz gesagt – ein Problem mit Wut. Aus meiner Sicht wird hier nicht nur komplett verallgemeinert, sondern man führt Betroffene möglicherweise auch noch auf eine falsche Fährte. Ich habe kaum Kunden erlebt, bei denen das Gefühl der Wut als Trigger griff. Häufig wirken dagegen Angst, Trauer und auch Hilflosigkeit als auslösende Gefühle. Ebenfalls regelmäßig begegnen mir Klienten, bei denen Überraschung für den größten emotionalen Stress sorgt. Das klingt erst mal ungewöhnlich und erzeugte auch bei den Betroffenen selbst Irritationen. Sie hatten dieses Gefühl als Trigger gar nicht auf dem Schirm. Doch egal, ob nun positiv oder negativ, Überraschung verursachte enormen emotionalen Stress bei ihnen. Das führte auch innerhalb der Familien zu Spannungen. Wenn der Partner mit einem spontanen Tagesausflug mit Picknick aufwartete, was wiederum eine Migräneattacke auslöste, war die Romantik schnell dahin. In dem Moment, als die betroffenen Migräniker aber verstanden hatten, wie dieses Gefühl in ihnen wirkt, konnten sie sich auf die Lösungen konzentrieren. Wie ließ sich in Zukunft entspannter mit Überraschungen umgehen? Wie könnte man der Familie schonend beibringen, dass Überraschungen stressend auf einen wirken? Für solche Fragen finden sich Lösungen – sobald das Problem erst einmal klar ist.

Übung: Gefühle körperlich wahrnehmen

Wenn du noch keine Ahnung hast, was ein versteckter Auslöser bei dir sein könnte, liegt das eventuell daran, dass du gar nicht klar sagen kannst, welche Emotion du wann fühlst. In unserer Gesellschaft werden wir nicht gerade dazu angehalten, uns differenziert mit unseren Gefühlen zu beschäftigen. Mich hatte bis zu meinem ersten Coaching kein Mensch je gefragt, wie und wo ich einzelne Gefühle spüre. Dementsprechend schwer fand ich es damals auch, das zu erkennen. Tatsächlich sind aber gerade Menschen mit Migräne sehr sensibel. Viele von uns können Gefühle sehr klar im Körper verorten. Wir haben uns aber leider oft antrainiert, dies zu ignorieren. Dementsprechend muss unsere ursprüngliche Fähigkeit erst einmal wieder freigelegt werden. Die Wahrnehmung von Gefühlen überhaupt und ihrer begleitenden Körperempfindungen kann ein toller, erster Schritt sein, um herauszubekommen, welches Gefühl gerade bei dir dominant wirkt. Wenn du magst, probiere doch einmal das Folgende aus:

Pick dir ein Gefühl deiner Wahl heraus: Scham, Wut, Angst, Trauer, was auch immer dir gerade am nächsten liegt. Nun denke an eine Situation zurück, in der du dieses Gefühl sehr stark verspürt hast. Zum Beispiel als dein Kind krank war und du vielleicht Angst deswegen hattest. Oder als du sauer auf deinen Chef warst, weil er dir den Urlaub gestrichen hat.

Was geht in dir vor, wenn du an solche Situationen denkst? Was kannst du dabei in deinem Körper spüren? Fühlt sich dein Brustkorb weiter oder enger an? Hast du einen Kloß im Hals oder ein Grummeln in der Magengegend? Wo kannst du was wahrnehmen, und wie verändert es sich, wenn du jetzt an etwas Schönes denkst?

Spüre nacheinander mehrere Gefühle auf diese Weise. Nimm die Unterschiede wahr. Wut oder Ekel fühlen sich ganz anders in deinem Körper an als Angst. Je klarer du empfinden kannst, desto leichter wird es für dich zukünftig werden, deine Gefühle einzuordnen und zu benennen.

Schritt 3: Festlegung von Maßnahmen, um negative Gefühle zu verändern
Vielleicht hast du an diesem Punkt schon einen Verdacht, welches Gefühl dich so stresst, dass es die Macht hat, Migränesymptome auszulösen. Doch was machst du jetzt damit? Es soll weg, das ist klar, aber wie geht das? Ich habe eine kleine Übung für dich entwickelt, die dir hier weiterhelfen kann.

Übung: Was will ich?

Nimm dir mindestens fünf bis zehn Minuten Zeit und suche dir einen Ort, an dem du ungestört bist. Komm erst einmal in Ruhe bei dir an. Atme einige Male bewusst ein und aus. Wenn du magst, kannst du auch eine Hand auf deinen Brustkorb legen und mit der Hand deinem Atemrhythmus nachspüren. Dann beantworte dir ehrlich diese drei Fragen:

✓ Wie fühle ich mich gerade?
✓ Wie würde ich mich jetzt gern stattdessen fühlen?
✓ Was kann ich tun, um dieses Gefühl zu erreichen? Versuche nun kleine, konkrete Dinge zu finden, die dir helfen. Häufig ist

das Ganze gar nicht so kompliziert, wie es klingt. Du bist gerade traurig? Was würde dich trösten? Eine Umarmung deines Partners? Ein Eisbecher in deinem Lieblingseiscafé? Bleibe dabei ganz bei dir selbst und dem, was du konkret tun kannst. Du musst nicht gleich die Welt verändern, denke erst einmal an die nächste Stunde oder die nächsten Tage. Andere Menschen und ihr Verhalten dir gegenüber kannst du übrigens nicht verändern. Wenn du dich dabei erwischt, wie du darüber beginnst nachzudenken, dann sage laut »Stopp« und komme zurück zu der Frage, was du konkret ändern kannst, damit es dir besser geht.

✓ Falls du nichts findest, frage dich: Was brauchst du noch, um in Zukunft eine Veränderung bewirken zu können? Fehlt dir noch Wissen? Hilfe? Was könntest du in Anspruch nehmen, um diese Lücke zu schließen?

Ich persönlich unterstütze mich an diesem Punkt auch gern mit Selbstcoaching Tools. Mein Hirn verarbeitet die Probleme so wesentlich besser, und ich komme zu einfachen, nachhaltigen Lösungen. Du erfährst im Verlauf dieses Kapitels noch mehr darüber.

Schritt 4: Durchführung der Maßnahmen
Bestenfalls hast du während der Schritte 1 – 3 eine Lösung für dein Problem gefunden, die du nun in die Tat umsetzen kannst. Manchmal birgt die Durchführung aber auch neue Fallstricke. Ich hatte mal eine Kundin, die wusste bereits, dass das Gefühl der Überraschung bei ihr Migräneattacken auslöste. Aber wie sollte sie nun damit umgehen? Sie wollte ihre Familie nicht verletzen, indem sie ihr sagte, dass sie Überraschungen hasste. Dafür nahm sie jahrelang lieber Schmerz in Kauf. Sie schaffte es einfach nicht zu Schritt 4. In so einem Fall landen wir bei Schritt 5.

Alternativer Schritt 5: Hilfe suchen, wenn es alleine nicht klappt
Dieser Schritt ist nur wichtig, wenn du mitten im Prozess steckenbleibst und das Problem nicht allein lösen kannst. Das kann passieren und ist nichts Schlimmes. Das ganze Prozedere rund um deine Gefühle ist Schwerstarbeit für deine grauen Zellen, insbesondere wenn du dich gerade erst damit vertraut machst. Dazu kommt, dass du in einer stressigen Situation nicht mehr so lösungsorientiert denken kannst, wie es im entspannten Zustand der Fall wäre. Deshalb funktioniert die Sache oft besser mit etwas Hilfe eines Dritten. Das kann ein Coach, aber auch ein guter Freund sein. Im Freundes- oder Familienkreis solltest du bei der Auswahl darauf achten, dass derjenige sich dein Problem möglichst neutral anhört. Wertungen und Meinungen bringen dich nicht weiter, sondern verunsichern dich eventuell noch mehr.

Die Umsetzung der Schritte 1 bis 4 kann anfangs sehr viel Zeit in Anspruch nehmen, wir sprechen hier durchaus von mehreren Tagen. Mit der Zeit wird der Prozess viel schneller gehen. Dein Hirn muss erst einmal lernen, dass es selbstwirksam in einer Situation agieren kann, in der Migräne droht. Viele meiner Kunden durchlaufen den Prozess mittlerweile sehr zügig und finden nicht nur ihre versteckten Auslöser, sondern auch großartige Lösungen, sodass sich ihre Migräneattacken reduzieren. Du siehst also, der Weg lohnt sich.

3.3. Besonders gut getarnt: Kombinationsauslöser

Vielleicht hast du momentan noch Probleme, deine versteckten Auslöser in Form von emotionalem Stress aufzuspüren. Das braucht oft Zeit. Es könnte aber auch daran liegen, dass sich bei dir unterschiedliche Trigger zusammenfinden und Kombinationen bilden. Teilweise verschleiern offensichtliche, klassische Auslöser die eigentlichen emotionalen Stressoren. Oder emotionale Themen, die du noch nicht zuordnen kannst, verstärken sich wechselseitig. Ich nenne diese Problematik Kombinationsauslöser.

Als Betroffener konntest du wahrscheinlich schon an dir beobachten, dass ein Migränetrigger allein noch keine Attacke auslösen muss. Wenn dagegen mehrere Faktoren zusammenkommen, wird es wahrscheinlicher, dass du wieder einen Tag im Dunkeln mit Kühlpack auf dem Kopf verbringst. Dabei geht es meiner Erfahrung nach nicht um die Menge der Auslöser. Fünf Trigger müssen noch lange keine Migräne bedingen, auch wenn sie das Risiko dafür erhöhen. Zwei Trigger können dagegen durchaus zu Migräne führen, wenn es sich um sehr starke Auslösereize handelt. Verschiedene Kombinationen von Auslösern verhalten sich also nicht gleich!

Bei mir wirken Trigger wie körperliche Überlastung und zu viel Bildschirmzeit nur schwach migräneauslösend. Dies kann ich in meinem Alltag mithilfe von T.E.K.E.® gut ausbalancieren. Wenn dagegen meine beiden stärksten Auslöser in Kombination auftreten, ist es ein Garant für eine Attacke: das Gefühl der Hilflosigkeit und die Bedrohung meiner Grenzen. Das macht insofern Sinn, als das Gefühl der Bedrohung das Gefühl der Hilflosigkeit aktiv verstärkt. Jeder weitere, schwache Trigger, der dann noch obendrauf kommt, verschlimmert die Lage vehement. Solche Varianten beobachte ich auch bei vielen meiner Kunden. Teilweise potenzieren sich Auslöser so ungünstig, dass es zu einer enormen Wirkung kommt. Ich möchte hier einen Fall aus meiner Coachingpraxis mit dir teilen, um dir die Wucht emotionaler Stressoren als versteckte Trigger noch besser zu verdeutlichen.

Beispiel aus der Praxis:
Jutta* und die Triggerlawine

Jutta kam zu mir, weil sie in der letzten Zeit immer stärkere Migräneattacken hatte. Sie litt schon lange unter Migräne, aber nie so stark und häufig wie in den letzten Monaten. Dafür fand sie keine Erklärung. Alles war doch wie immer! In unserem gemeinsamen Coaching kam heraus, dass sich durchaus etwas verändert hatte. Eine vermeintliche Kleinigkeit, die wie ein Dominostein eine Reihe weiterer Steine zum Fallen brachte, was am Ende die geballten Schmerzattacken auslöste. Der Grund aber war so banal, dass Jutta von selbst nicht darauf gekommen war.

Jutta arbeitete in einem Großraumbüro, in dem sie bereits seit Jahren durchweg zwei ihrer Migränetrigger ausgesetzt war. Zum einen war es immer laut, zum anderen bekam sie ständig viel mehr Input, als sie eigentlich wollte und für ihre Arbeit brauchte. Dauernd stand ein Kollege neben ihr und erzählte ihr etwas. Jutta fiel es in dem Ambiente schwer, sich auf ihren Job zu konzentrieren, dennoch hatte sie bislang einigermaßen gut damit leben können. Bis eine kleine Änderung im Büro vorgenommen wurde: Es wurden neue Lampen installiert, die sehr hell waren. Helligkeit stellte einen weiteren Migränetrigger bei Jutta dar. Es gab also nun drei äußere Stressoren, die während ihrer Arbeitszeit nonstop auf Jutta einströmten. Doch auch diese drei Trigger lösten erst mal keine Migräneattacke aus, bis emotionale Stressoren dazukamen:

Jutta wusste, dass diese hellen Lampen eine Migränegefahr für sie darstellten. Deshalb nahm sie sich ein Herz und sprach das Thema im Büro an, ob man die Lampen nicht ausmachen könne. Leider waren ihre Kollegen nicht so lichtempfindlich wie Jutta, sondern nahmen die Lampen sogar als unterstützend für ihre Arbeit wahr. Kurzum: Die Lampen blieben an. Jutta wusste nicht, was sie tun sollte. Der emotionale Stress

---

* Name hier und nachfolgend geändert

stieg rasant an und potenzierte sich über Monate. Sie bekam wieder häufiger Migräne. Absolut logisch, denn hier kamen versteckte Auslöser mit ins Spiel. Juttas Themen waren Scham und Hilflosigkeit. Im Büro fühlte sie sich zunehmend hilflos und schämte sich gleichzeitig, dass sie einerseits als Einzige so sensibel war und sich andererseits nicht durchsetzen konnte. Da sie der Situation über mehrere Monate ausgesetzt war, potenzierten sich diese Gefühle immer weiter. Eine kleine Veränderung wie eine Lampe hatte bei Jutta also aus zwei Triggern fünf werden lassen! Helligkeit und Scham waren dabei die am stärksten wirksamen Faktoren. Die geballte Kombination der Trigger löste ihre starken Attacken letztendlich aus.

Im Coaching arbeiteten wir an ihrem emotionalen Stress mit der Gesamtsituation und entwarfen einen Schlachtplan. Jutta konnte danach viel besser für sich selbst einstehen. Nur vier Wochen später hatte sie einen neuen Sitzplatz in ihrem Büro, weit weg von der neuen Lampe. Ihre Migräne hat sich danach schlagartig reduziert! Allein wäre sie auf diese Lösung nicht gekommen, so simpel sie auch war. Und wenn sie ihr eingefallen wäre, hätte sie nach eigenen Aussagen gar nicht gewusst, wie sie das Ganze angehen sollte. Ihr emotionaler Stress stand ihr dabei im Weg, sie konnte buchstäblich den Wald vor lauter Bäumen nicht sehen.

Du siehst, emotionaler Stress hat enorm viele Facetten und ist nicht immer leicht zu durchschauen. Viele Migräneattacken, die aus dem Nichts zu kommen scheinen, lassen sich darüber aber aus meiner Sicht erklären. Die gute Nachricht ist: Emotionaler Stress lässt sich verändern. Genau wie du vielleicht gelernt hast, auf äußere Migränestressoren wie Licht zu reagieren, kannst du auch dauerhaft lernen, mit emotionalem Stress besser umzugehen. Eine sehr effektive Möglichkeit, die dich dabei unterstützen kann, stelle ich dir nun genauer vor.

3.4. Die Migräne-Handbremse lösen mit EMDR

Migräne zu haben, ist ein bisschen so, als würdest du mit angezogener Handbremse durch dein Leben fahren. Du möchtest gern mal richtig Gas geben, aber jedes Mal, wenn du das tust, scheint sich das in Form von Schmerzattacken zu rächen. Das führt dazu, dass du vielleicht irgendwann nicht mal mehr versuchst, Gas zu geben. Aus Angst davor, was passieren wird. Lebensfreude sieht anders aus. Wer will schon einen Sportwagen fahren und damit auf dem Parkplatz mit Tempo 20 rumkurven, nur damit nichts passiert?

Meiner Erfahrung nach kannst du durchaus auch mit Migräne Gas geben, allerdings musst du wissen, wie viel und wann du lieber auf die Bremse trittst. Das gelingt, wenn du nach und nach verstehst, wie deine Migräne tickt und wie du die richtige Balance im Alltag mit ihr findest. Häufig ist es dafür aber vorab nötig, die Handbremse in Form von emotionalem Stress zu lösen. Das geht manchmal nur mit Hilfe. Schmerz ist sehr komplex, und je länger er andauert, umso mehr verstricken sich emotionale Themen, negative Gefühle und Situationen mit ihm. Das ist ein bisschen wie Rost, der sich an der Handbremse absetzt: Irgendwann lässt sie sich nur noch schwer lösen. Auf unser Gehirn übertragen heißt das: Es hat sich bestimmte Strukturen gebaut, die es ihm einfacher machen, schnell zu entscheiden und im Notfall zu reagieren. Das klingt sinnvoll, kann dich aber leider im Alltag behindern.

Ich erkläre dies gerne anhand eines Rucksacks. Du kannst dir vorstellen, dass dein Hirn deine ganzen Erfahrungen rund ums Thema Schmerz in eine Art Rucksack packt. In dem Rucksack bewahrt dein Hirn alle Dinge auf, die es mal gelernt hat, um schnell und adäquat auf eine neue Gefahrensituation zu reagieren, die Schmerz auslösen könnte. Ein hilfreicher Automatismus, wenn es um akute Schmerzen geht. Wenn du als Kind auf die heiße Herdplatte gefasst hast, ist es schön, dass dein Hirn dies im Schmerz-Rucksack abgelegt hat, sodass du diese schmerzhafte Erfahrung nicht immer und immer wieder machen musst. Leider sind bei häufiger auftretenden Schmerzen aber irgendwann auch Dinge im Rucksack, die dein Hirn zwar als hilfreich einstuft, aber die dir leider de facto nicht helfen, sondern bloß dafür sorgen, dass dein Rucksack immer größer und schwerer wird. Schauen wir noch einmal in meine Coachingpraxis:

Beispiel aus der Praxis:
Maria* – Totalblocker Migräne

Meine Klientin Maria litt seit über 30 Jahren unter starker Migräne. Sie hatte wirklich alles ausprobiert: jegliche medikamentöse Therapie, Botox-Spritzen in Kopf- und Nackenmuskulatur, Ernährungsumstellungen, das ganze Programm. Doch nichts hat geholfen. Maria hatte irgendwann bei jeglicher Tätigkeit und in jeder Situation Angst, dass sie damit eine Migräneattacke auslösen könnte. Diese Angst war absolut verständlich. Doch sie half Maria nicht, sondern stresste sie und triggerte ihre Migräne zusätzlich. Die Angst verhinderte, dass Maria ihrem Schmerz präventiv begegnen konnte. Sie verließ kaum noch das Haus, in der Hoffnung, so dem Schmerz zu entgehen. Zog sich von Freunden und Familie zurück aus Angst, Fragen zu ihrem Verhalten beantworten zu müssen. Ihre Stimmung war zunehmend gedrückt. Sie fühlte sich einsam in ihrem Schmerz. Körperlich erlebte sie sich als dauerhaft schwach und verspannt. Sie hatte keine Kraft für die Übungen, die ihr Physiotherapeut ihr als Hausaufgabe mitgegeben hatte. Und wer wusste schon, ob diese Übungen ihrer Migräne wirklich vorbeugten oder ob sie sie nicht schlimmer machten? Maria

* Name hier und nachfolgend geändert

bewegte sich nach und nach immer weniger. Tatsächlich verschlechterte sie mit diesem Verhalten ungewollt ihre Situation. Ihr Rücken und ihr Nacken schmerzten dauerhaft, sie bekam Stress mit ihrem Partner, und ihre Freunde wandten sich von ihr ab. Dies alles sorgte dafür, dass Maria mehr Migräne hatte als jemals zuvor. Ihre Angst vor dem Schmerz hielt sie also von lauter Dingen ab, die ihr gutgetan und ihren Schmerz positiv beeinflusst hätten. Bei allem meldete Marias Hirn: »Zu gefährlich, sonst droht Migräne!« Es wollte sie vor dem erneuten Schmerz schützen. Leider legte sie das komplett lahm.

Wie Marias Geschichte weiterging (und zu einem guten Ende fand), erfährst du im nachfolgenden EMDR-Kapitel. Sie ist mit ihrer Situation sicher kein Einzelfall. Vielen Menschen mit chronischen Schmerzen geht es ähnlich wie ihr. Ihr Rucksack ist nach vielen schmerzhaften Jahren irgendwann pickepackevoll – und das stresst enorm. Sie haben nicht nur dauerhaft Schmerzen, sondern auch noch dauerhaft emotionalen Stress deswegen. Das eine macht das andere wiederum schlimmer. Das ist der Punkt, an dem ich sage: »Willkommen im Hamsterrad!« Egal, was du auch machst, dein Stress und dein Schmerz sind mittlerweile so eng miteinander verwoben, dass du mit dem bewussten Verstand nur noch wenig daran ändern kannst. Hängst du auch im Schmerz-Hamsterrad fest? Ich habe einen kleinen Test für dich entwickelt, mit dem du schnell ein Gefühl dafür bekommst, ob das bei dir der Fall sein könnte.

Übung: Hängst du im Schmerz-Hamsterrad fest?

Bitte beantworte die folgenden Fragen ehrlich mit einem Ja, Manchmal oder Nein. Antworte aus dem Bauch heraus, ohne lange darüber nachzudenken.

✓ Ist Schmerz ein Teil deines täglichen Lebens?
✓ Kreisen deine Gedanken häufig um deine Migräne?
✓ Bestehen deine Schmerzen bereits seit längerer Zeit?
✓ Machst du Entscheidungen des täglichen Lebens von deinen
  Schmerzen abhängig?
✓ Fällt es dir schwer, dir selbst etwas Gutes zu tun?
✓ Sagst du häufig Verabredungen wegen Migräne ab?
✓ Fühlst du dich deiner Migräne ausgeliefert?

Falls du mehr als dreimal mit Ja geantwortet hast, ist die Chance
sehr hoch, dass du dich bereits im Schmerz-Hamsterrad be-
wegst. Wenn du mehrmals mit Manchmal geantwortet hast,
könnte es darauf hinweisen, dass du dich gerade auf dem Weg
dorthin befindest.

Was machst du nun mit diesem Wissen? Und wie kommst du
aus diesem Negativsystem wieder raus bzw. verhinderst, dass du
dort überhaupt hineingerätst? Tatsächlich ist das möglich. Ich
arbeite dazu besonders gerne mit der Methode EMDR.

EMDR – Stress lass nach

EMDR wurde Ende der 80er-Jahre von Dr. Francine Shapiro,
einer Psychologin aus den USA, entdeckt und ursprünglich
in der Traumatherapie eingesetzt, z. B. zur Behandlung von
posttraumatischen Belastungsstörungen. Mittlerweile arbeiten auch gut ausgebildete Coaches im nicht therapeutischen
Bereich rund um den Globus mit dieser Methode, wenn es um
das Thema Veränderung des Stressverhaltens geht. In Anwendung der EMDR-Technik bewegt der Therapeut oder Coach
seine Hand vor den Augen des Klienten hin und her, auch
Winken genannt. Der Klient folgt mit seinem Blick den Bewegungen, während er seine Aufmerksamkeit gleichzeitig auf
einen speziellen, inneren Fokus richtet. Durch diese Teilung
der Aufmerksamkeit synchronisieren sich die rechte und die

linke Gehirnhälfte. Belastendes wird so besser verarbeitet; Selbstheilungskräfte werden aktiviert. Da das Verfahren anfangs nur auf die beschriebenen Augenbewegungen Bezug nahm, bekam es den Namen Eye Movement Desensitization and Reprocessing (auf Deutsch: Desensibilisierung und Neu-Verarbeitung durch Augenbewegung). Heute gibt es neben dem klassischen Winken auch andere Tools wie zum Beispiel den Einsatz spezieller Musik, mit der sich dieselbe Wirkung erzielen lässt. Forscher gehen davon aus, dass die Teilung der Aufmerksamkeit für den Effekt verantwortlich ist, nicht das Winken.[2]

Mithilfe von EMDR lässt sich Stress verändern, der sich gerade bei chronischen Schmerzen immer weiter hochschaukelt und dich irgendwann handlungsunfähig macht, so wie das bei meiner Kundin Maria der Fall war. Sehr viel Kram, den dein Hirn in deinen Schmerz-Rucksack gepackt hat, kommt unbewusst dahinein. Das ist insofern verzwickt, als du schlecht etwas verändern kannst, wenn du gar nicht weißt, was dein Hirn alles in diesem Rucksack abgelegt hat. Du kannst also meditieren und entspannen wie du willst, an den Inhalt des Rucksacks kommst du auf diese Weise nicht heran. Mit der Hilfe von EMDR aber erhältst du Zugang zu solch unbewussten Arealen und kannst Dinge auf diese Weise besser verarbeiten. Emotionaler Stress, den dein Hirn nicht mehr gebrauchen kann, wird aussortiert bzw. an der richtigen Stelle abgelegt. Dadurch ist plötzlich Raum für ganz neue Lösungen. So kann sich dein emotionaler Stress endlich verändern und dein Umgang mit deiner Migräne auf Dauer ebenfalls.

Macht der Glaubenssätze

In diesem Zusammenhang spielen auch Glaubenssätze eine wichtige Rolle. Sätze, die wir irgendwann begonnen haben zu glauben und als Realität erleben. Sie bilden sich häufig in der Kindheit aus und werden durch Erfahrungen geprägt. Wir sind meist fest davon überzeugt, dass diese Sätze stimmen. Tatsäch-

lich haben wir alle solche Glaubenssätze. Klassische Beispiele
sind unter anderem:

- ✓ Ich muss etwas leisten.
- ✓ Ich bin nicht gut genug.
- ✓ Ich bin hässlich.
- ✓ Ich bin dumm.
- ✓ Ich bin langsam.
- ✓ Ich bin faul.

Du erkennst sie oft an Wortkonstruktionen wie »Ich soll
(nicht)«, »Ich muss (nicht)«, »Ich darf (nicht)«, »Ich kann
(nicht)«. Solche Sätze befeuern dein Schmerz-Hamsterrad
und erschweren es dir, konstruktiv mit deiner Migräne umzugehen. Bei Männern mit Migräne zeigen sich häufig Glaubenssätze wie »Ich darf nicht weinen«, »Ich muss es allein
schaffen« oder »Wenn ich Gefühle zeige, bin ich kein rich-
tiger Mann«. Glaubenssätze sind ein Spiegelbild der Gesellschaft. Kinder hören bis heute Redewendungen wie »Ein In-
dianer kennt keinen Schmerz!« oder »Jungs weinen nicht«. Oft
genug gehört, bleiben diese Botschaften logischerweise im
System des Kindes hängen. Ich bin fest davon überzeugt, dass
viel mehr Männer öfter und auch früher zum Arzt gehen würden, wenn diese Glaubenssätze nicht in ihnen wirksam wären. Auch hier arbeite ich sehr erfolgreich mit EMDR. Es ist
immer wieder beeindruckend zu erleben, wie sich dadurch
vieles zum Positiven verändern kann.

Übung:
Komm deinen Glaubenssätzen auf die Spur
Fallen dir spontan Glaubenssätze ein, die du auch schon mal
gedacht hast? Nimm dir fünf Minuten Zeit und schreibe sie dir
einmal auf.

Nun lies sie dir noch einmal ganz in Ruhe durch. Wie fühlt es sich an, wenn du sie dir vergegenwärtigst? Was lösen diese Sätze in dir aus, was für Körperempfindungen nimmst du wahr? Welche Erinnerungen kommen hoch? Du musst nichts damit machen, nur spüren, wie und was du dabei empfindest.

Kannst du dir vorstellen, dass solche Glaubenssätze auch deinen Schmerz beeinflussen können? Genau das tun sie nämlich. Der Stress, den sie in dir auslösen, verbaut dir häufig die Chance, ein besseres Leben auch mit deiner Migräne zu führen. Das klingt vielleicht erst einmal seltsam für dich. Was soll ein einfacher Satz schon mit Migräne zu tun haben?

Mal ehrlich: Wenn mir das vor 15 Jahren einer gesagt hätte, dann wäre ich gelinde gesagt davon ausgegangen, dass derjenige nicht ganz klar im Kopf ist. Heute kann ich dir aber versichern: Wenn du es schaffst, Glaubenssätze, die dich blockieren, so zu verändern, dass sie sich gut und richtig in dir anfühlen, dann bieten sich dir und deinem Hirn plötzlich ganz neue Möglichkeiten! Stell dir mal vor, du denkst immer, du seist dumm, und dann kapierst du, dass das Quatsch war und du alles lernen kannst, was du willst. Die ganze Welt stünde dir plötzlich offen.

Genau so ist das auch mit Sätzen, die mit deiner Migräne zu tun haben. Wie bei meiner Klientin Maria: Sie hatte mehrere Glaubenssätze in sich verankert, die sie annehmen ließen, dass sie sowieso nie etwas richtig machen könne und die Migräne ihr Feind sei. Kaum hatten wir diese Sätze mit der EMDR-Methode bearbeitet, löste sich Marias Stress. Sie begann wieder mit ihren Sportübungen und konnte endlich Freunde wiedertreffen, ohne Angst zu haben. Sie vertraute auf sich und ihr Bauchgefühl und baute ihre Angst vor der Migräne ab. Sie stieg aus dem Schmerz-Hamsterrad aus – auf Dauer reduzierten sich ihre Migräneattacken enorm. Maria konnte endlich ihren Weg zu einer nachhaltigen Migräne-Linderung finden.

Handelt es sich bei diesen Ergebnissen um nachhaltige Effekte? Die Skepsis ist berechtigt, schließlich beweisen Placebo-Studien, dass viele Techniken und Heilmittel anfangs zu helfen scheinen, selbst wenn sie im Grunde völlig unwirksam sind. Dieser Effekt funktioniert nachweislich sogar, wenn Testpersonen vorher über die Placebo-Einnahme informiert wurden.[3] Tatsächlich sind meine Erfahrungen bezüglich EMDR sehr positiv, was die Nachhaltigkeit der Ergebnisse betrifft. Studien, die im therapeutischen Kontext durchgeführt wurden, kommen zum gleichen Ergebnis.[4] Das liegt vermutlich daran, dass wir mit der Methode das Hirn anstupsen, Unverarbeitetes noch mal zu überprüfen und dann sauber zu verarbeiten. Damit lösen sich Stressoren nachhaltig – bisher Unmögliches ist danach plötzlich machbar. An dieser Stelle ist Coaching klar von einer Therapie abzugrenzen. Wir widmen uns im Coaching ausschließlich Alltagsproblemen, keinen Krankheitsbildern wie posttraumatischen Belastungsstörungen, die im Bedarfsfall mehrerer Therapiesitzungen mit der EMDR-Methode bedürfen. Für solche Indikationen sind Arzt und Therapeut die richtigen Ansprechpartner.

Selbst ist der Mensch – Coachingtools für zu Hause

In den allermeisten Fällen ist bei meinen Coachingkunden nach einem Jahr enorm viel passiert. Die positiven Veränderungen, die sie an sich wahrnehmen können, sind dabei nicht rückläufig, sondern bauen im Gegenteil aufeinander auf und verstärken sich mit der Zeit. Der alte Stress, der sie einmal zu mir führte, ist nach einem Jahr meist gar kein Thema mehr. Das macht mich immer wieder glücklich und stolz.

Nun hat aber leider nicht jeder Mensch immer einen Coach an der Seite, der ihn in der Bearbeitung seiner emotionalen Themen unterstützen kann. Gut, dass es die Möglichkeit gibt, auch selbst etwas zu tun, in Form von Selbstcoaching. Und ja, auch dabei kann man von EMDR profitieren. Ich arbeite seit Jahren privat mit verschiedenen Selbstcoachingstools, die ich auch meinen Kunden beibringe. Die Idee dahinter ist, dass möglichst viele Menschen lernen, wie man sich auch in schwierigen Situationen selbst wieder stabilisiert. Sodass es dem Hirn leichterfällt, Stress direkt und sauber zu verarbeiten, anstatt die Impulse und Informationen ungeordnet in den Schmerz-Rucksack zu werfen. Zwei solcher Selbstcoachingtechniken möchte ich dir jetzt vorstellen:

Zehen wackeln: Das soll helfen? Ja, tatsächlich. Hierbei ist es wichtig, dass du abwechselnd rechts und links wackelst und dich dabei auf dein unangenehmes Gefühl konzentrierst. Wichtig ist ein regelmäßiges Tempo. Wenn etwas sehr stark stresst, kannst du deine Zehen auch stärker bewegen. Das hilft mir zum Beispiel beim Zahnarzt, die lauten Geräusche und die angespannte Gesamtsituation besser zu verarbeiten. Und solange meine Füße in festen Schuhen stecken, bekommt es die Außenwelt nicht einmal mit.

Butterfly: Eine weitere Selbstcoaching-Methode wird Butterfly Hug oder auch Schmetterlings-Umarmung genannt. Sie wurde Ende der 90er-Jahre von der Traumatherapeutin Lucina Artigas entwickelt, als sie Überlebende eines Hurricans betreute. Bei dieser Methode verschränkst du deine Arme vor der Brust und berührst abwechselnd mit der rechten und linken Hand die jeweils andere Schulter oder deinen Oberarm, je nachdem was du entspannt erreichen kannst. Diese Methode bevorzugen viele. Dies ist eventuell dadurch zu erklären, dass du dich dabei selbst berührst, was zusätzlich beruhigend wirken kann. Der Butterfly Hug wurde für traumatisierte Patienten entwickelt, bietet aber psychisch stabilen Menschen ebenfalls schnelle Hilfe und lässt sich wunderbar zum Entstressen im Alltag nutzen. Weltweite Aufmerksamkeit wurde der Methode zuteil, als Prinz Harry sich für eine Dokumentation während einer Therapiesitzung filmen ließ, in der er mithilfe der Schmetterlings-Umarmung EMDR an sich selbst praktizierte.[5]

Im Gespräch mit Tanja Klein

Eine Expertin, die beim Thema Selbstcoaching großartige Arbeit leistet, ist die Leiterin der Akademie für Neuro-Coaching® in Bonn, Tanja Klein. Dort erlernte ich als Neuro-Coach® unter anderem den verantwortungsvollen Umgang mit EMDR.

Liebe Tanja, schön, dass wir heute über EMDR und Selbstcoaching sprechen. Ich starte mal direkt mit dem heißesten Eisen: Ärzte raten teils dazu, EMDR nur im therapeutischen Kontext zu verwenden. Das verunsichert natürlich Menschen, die psychisch gesund sind, solche Selbstcoaching-Tools einmal auszuprobieren. Wie siehst du das?
Tanja Klein: »Ich kann diese ärztliche Empfehlung gut verstehen, denn schließlich ist EMDR ursprünglich für die Behandlung von Traumafolgestörungen gedacht. Trotzdem sehe ich diese Empfehlung aus mehreren Gründen differenzierter. Aus meiner Sicht macht es zur Steigerung der Selbstwirksamkeit Sinn, diese hochwirksame Methode jedem Menschen als Selbstcoaching-Tool beizubringen. Nachdem es derzeit in Deutschland viel zu wenige Therapieplätze gibt und viel zu wenige EMDR-Therapeuten, empfinde ich es als unterlassene Hilfeleistung, wenn wir diese hochwirksame und gut erforschte Methode geheim halten! Zudem macht fast jeder Mensch selbst täglich EMDR, ohne sich dessen bewusst zu sein. Wer sich zum Beispiel über einen Kollegen ärgert und mit Wut im Bauch joggen geht, stellt oft fest, dass sich nach 20 Minuten Bewegung der Gedanke an die Ausgangssituation deutlich verbessert hat. Das ist nichts anderes als EMDR ...«

Inwiefern kann man denn aus deiner Sicht als Laie etwas falsch machen? Häufig spielt Angst eine Rolle, dass unangenehme Gefühle hochkommen. Was sind deine Erfahrungen dabei?
Tanja Klein: »Ich danke dir für diese wichtige Frage! EMDR kann tatsächlich unangenehme Gefühle auslösen oder im Extremfall sogar wieder Erinnerungen an traumatische Ereignisse wecken. Für die ideale Verarbeitung des Erlebten ist es aber oft sogar hilfreich,

ganz bewusst in diese herausfordernden Emotionen gedanklich hineinzugehen und währenddessen zum Beispiel EMDR-Musik weiterzuhören. In der Regel dauern diese Momente nur ca. 20 Minuten. Die meisten Klienten und Kollegen nutzen EMDR regelmäßig erfolgreich für ihr eigenes Wohlergehen. Jeder aber, der befürchtet, dass Dinge hochkommen, die er nicht selbst in den Griff bekommt, oder der an einer psychischen Störung leidet, dem rate ich dringend, sich einen Experten zu suchen, der mit EMDR arbeitet.«

Du hast es gerade angedeutet, du hast mehrere Selbstcoaching-Tools entwickelt, die auf dem EMDR-Prinzip beruhen und schon viele Menschen bei ihrer Stressbewältigung zu Hause unterstützen konnten. Wie funktioniert so etwas?
Tanja Klein: »Da gibt es zum Beispiel die Kugelbahn. Mit dieser kannst du als Migräniker deine Schmerzen oder deinen Stress selbst reduzieren. Das funktioniert ganz einfach über die zeitgleichen Links-Rechts-Impulse, während die Augen einer kleinen Kugel auf einem Board folgen. Derselbe Effekt wirkt auch auf die Hände, Unter- und Oberarme, die helfen, die Kugel hin und her zu bewegen. Alles, was du tun musst, ist, den Schmerz im Körper zu lokalisieren. Dann das unangenehme Gefühl gedanklich auf die goldene Kugel zu legen und die Kugel loszurollen. Dabei folgen die Augen der Kugel von links nach rechts und rechts nach links. Durch die dadurch ausgelösten Impulse wird das Hormon Acetylcholin freigesetzt. Dieser Neurotransmitter führt unter anderem dazu, dass sich im Hirn neue Synapsen ausbilden, die wiederum ein verändertes gedankliches Muster entstehen lassen.«

Ich kann den Effekt bestätigen, allerdings finde ich es als Migränepatientin nicht immer angenehm, mit den Augen einer Kugel zu folgen. Manchmal ist selbst das schon ein zu großer visueller Reiz.
Tanja Klein: »Ja, jeder Mensch ist unterschiedlich. Deshalb habe ich neben der Kugelbahn auch noch EMDR-Musik komponieren lassen. Die positive Wirkung der Musik geht bei den meisten Liedern auf die integrierten Links-Rechts-Impulse zurück. Hierfür werden

abwechselnd Shaker auf der linken und rechten Seite eingespielt. Durch diese Impulse wird das bereits erwähnte Hormon Acetylcholin ausgeschüttet und auf diesem Wege der von dir erwähnte Rucksack neuronal aufgeräumt. Die meisten Klienten kaufen sich ihre Lieblingslieder für ihr Handy und hören in angespannten Situationen das passende Selbstcoachingstück über Stereokopfhörer so lange, bis sie sich entspannter fühlen.«

Nutzt du EMDR auch für dich selbst im Alltag? Oder praktizierst du es nur in Coachings mit Kunden?
Tanja Klein: »Ich bin eine meiner besten Klientinnen. Seit 2009 praktiziere ich EMDR im Rahmen meiner Coachings und nutze es seitdem mehrmals die Woche für mich selbst. Gerade als Coach ist es sehr wichtig, seine eigenen Verletzungen oder Erinnerungen regelmäßig aus seinem emotionalen Rucksack auszupacken. Ein Gefühl von Wut löse ich zum Beispiel auf dem Trampolin ganz sanft auf. Einfach abwechselnd auf dem rechten und linken Bein hüpfen!«

Ich danke dir für das Gespräch, liebe Tanja!

Wenn du nach dem Gelesenen mehr über EMDR erfahren oder die Methode selbst testen möchtest, findest du im Anhang dieses Buches neben Bezugsquellen für Selbstcoaching-Tools auch Anlaufstellen für deine Suche nach einem EMDR-Coach. Solltest du dir Hilfe im therapeutischen Kontext wünschen, wende dich an dafür ausgebildete Therapeuten und Heilpraktiker!

3.5. Praxiscoaching:
Versteckte Trigger finden

In Kapitel 3 hast du bereits einiges Praxiswissen an die Hand bekommen, um emotionalen Stress besser zu verstehen. In dieser Coachingeinheit lade ich dich ein, dieses Know-how nun auf dich selbst anzuwenden. Ganz konkret: Komme deinen eigenen versteckten Triggern auf die Spur.

1. Mache eine Liste von versteckten Migräneauslösern, die du bei dir vermutest, von denen du dir aber nicht sicher bist, ob sie auch tatsächlich in diesem Sinne wirken. Welche emotionalen Trigger kannst du bei dir identifizieren? Welche Gefühle stehen im Fokus?
2. Gehe diese Liste danach noch einmal durch. Wie kannst du diese Auslöser beeinflussen? Schreibe dir konkrete Ideen auf. Was könnte dir helfen, damit in Zukunft besser umzugehen?

Weitere versteckte Trigger finden

Wenn du das Gefühl hast, dass es noch mehr versteckte Auslöser bei dir gibt, du aber noch nicht genau weißt welche, dann habe ich drei Ideen für dich, wie du nun weiterarbeiten kannst.

Migräne-Tagebuch de luxe

Ich bin ehrlich, ich fand Migräne-Tagebücher immer nervig. Das lag daran, dass ich nie ein Muster ablesen konnte. Nichts von dem, was ich mir aufschrieb, half mir weiter. Außer um auszuloten, ob ich auf bestimmte Nahrungsmittel mit Migräne reagierte, konnte ich wenig Sinn darin finden. Nur eines war stets definitiv klar: Wie wahnsinnig oft ich Migräne hatte. Versteh mich nicht falsch, ich rate dir auf gar keinen Fall von einem solchen Tagebuch ab. Im Gegenteil, ich finde sogar, du solltest eines führen. Auch in Bezug auf Medikamentenkontrolle ist dieses Vorgehen wichtig. Dennoch halte ich die meisten erhältlichen Tagebücher oder Apps nicht für sonderlich hilfreich, wenn es um das Aufspüren von versteckten Auslösern geht. Deshalb empfehle ich dir, dein Augenmerk vermehrt auf andere Dinge zu richten als die, die du dir bisher vielleicht aufgeschrieben hast.

✓ Betrachte jede Migräneattacke aus ganzheitlicher Sicht, sprich schaue auf Körper, Geist und Seele. Was war jeweils auf welcher Ebene los?

✓ Konzentriere dich auf deine Emotionen. Gab es Streit oder etwas, das dich momentan besonders beschäftigt?

✓ Bedenke unbedingt auch die Tage vor und nach der Attacke mit. Wenn du zum Beispiel auf ein wichtiges Event zusteuerst und davor Migräne bekommst, solltest du das Event mitvermerken.

✓ Notiere dir lieber zu viel als zu wenig! Jeder notierte Gedanke kann dir möglicherweise bei deinen nächsten Attacken weiterhelfen.

✓ Nicht aufgeben, es lohnt sich! Auch hier ist wieder Geduld gefragt. Gib dir Zeit, das Muster zu verstehen.

Die Triggerliste
Ebenfalls hilfreich ist es, außer an einem ganzheitlichen Migränetagebuch auch an deiner Liste versteckter Trigger weiterzuarbeiten. Tu mir einen Gefallen und wirf die Liste nicht direkt nach dem Ausfüllen in den Papierkorb! Im Nachgang kommen einem oft die besten Ideen. Folgendes kannst du tun, um dein Hirn bei diesem Prozess zu unterstützen:

✓ Hänge die Liste in deinem Sichtfeld auf. Das kann an einer prominenten Stelle wie der Kühlschranktür sein. Aber auch die Innenseite des Badezimmerschranks oder eine Pinnwand eignen sich großartig. Finde einen Platz, an dem du die Liste wahrnehmen musst.

✓ Schreibe auf, was immer dir als Idee in den Kopf kommt. Versuche nichts auszuschließen, auch wenn dir ein Gedanke albern vorkommt.

✓ Streiche nichts von der Liste herunter. Es sei denn, du bist zu 100 % sicher, dass sich der Punkt fälschlicherweise auf der Liste befindet. Alles andere darf darauf stehen bleiben, bis du ganz sicher bist, dass es wirklich dahin gehört!

Ein weiterer Aspekt bei der Suche nach versteckten Auslösern, der dich wirklich weiterbringen kann, ist die Beschäftigung mit deinem Energiehaushalt. Energie und Migräne haben viel miteinander zu tun. Je klarer du die Zusammenhänge verstehst, umso besser für deine Migräneprävention. Wir werden uns in Kapitel 4 genauer mit diesem Thema beschäftigen.

3.6. Praxiscoaching: Deine persönliche T-Liste

In puncto emotionale Auslöser bist du jetzt bereits gut aufgestellt. Natürlich gibt es noch andere Trigger, die eine entscheidende Rolle im Zusammenspiel mit deiner Migräne spielen. Da deine Stoffsammlung schnell unübersichtlich werden kann, hast du im Folgenden die Möglichkeit, dir einen genaueren und ganz persönlichen Überblick über deine individuellen Trigger zu verschaffen, indem du dir deine eigene, sogenannte T-Liste aufstellst und ausfüllst. Legen wir los. Im Beispiel unten siehst du ein unspezifisches Listenbeispiel, das repräsentative Trigger aufführt.

TRIGGER

- Helligkeit
- Wetter
- Gefühle/ emotionaler Stress
- Schlafroutine
- Hormone
- geistiger Input
- Nahrungsmittel/ Ernährung
- Geräusche/Gerüche
- körperliche Auslöser

Ich habe im ersten Schritt die Auslöser bewusst sehr allgemein gehalten, im Folgenden kannst du sie genauer ausarbeiten. Die Liste erhebt also keinen Anspruch auf Vollständigkeit, dafür ist Migräne viel zu individuell. Sie bietet aber eine grobe Orientierung, damit du wiederum dein eigenes Ding daraus machen kannst. Viele Auslöser sind im Übrigen empirisch nicht belegt. Doch ich lasse an dieser Stelle Wissenschaft Wissenschaft sein und rate dir, schreibe alle Trigger auf, die du in deinem Fall für möglich hältst. Dein Körper weiß manchmal mehr, als die Forschung schon belegt hat. Wir hätten da zum Beispiel:

Wetter: Wissenschaftlich nicht belegt, sind viele Betroffene dennoch fest davon überzeugt, dass dieser Faktor einen Einfluss auf ihre Migräne hat. So auch ich. Kannst du diesbezüglich auch ein Muster erkennen? Bei mir wird Wetter beispielsweise nur zu einem Problem, wenn es innerhalb weniger Stunden einen sehr plötzlichen Umschwung von kalt auf heiß gibt. Wie ist das bei dir? Macht dir eher föhniges Wetter Probleme? Oder Regen? Schwankungen im Luftdruck? Versuche, das für dich so genau wie möglich einzuordnen.

Helligkeit: Ein Faktor, dem eine Doppelfunktion hinsichtlich deiner Migräne zukommen kann: als Auslöser sowie als Nebenwirkung während einer Attacke, wenn du sensibler als sonst auf Licht reagierst. Diese beiden Dinge solltest du voneinander trennen. Uns interessiert an dieser Stelle nur die Helligkeit als Auslöser. Hell ist dabei nicht gleich hell. Versuche, klar zu spezifizieren, was dir Probleme bereitet. Ist es gleißendes Licht? Die flackernde Flamme von Kerzen? Sonnenlicht? Blaues Licht? LED-Licht? Wenn du unsicher bist, frage dich, welches Licht dir keine Probleme macht, und versuche, dich dem Kern der Sache über das Ausschlussprinzip zu nähern.

Nahrungsmittel/Ernährung: Die Liste von Nahrungsmitteln, die angeblich Migräne auslösen können, ist lang und strittig. Dennoch ist es sinnvoll, dich mit deiner Ernährung im Hinblick auf mögliche Triggerelemente auseinanderzusetzen.

Denn hast du eines oder mehrere identifiziert, ist es einfach, diese zu meiden, um deinen Migränelevel zu senken. Histaminhaltige Lebensmittel wie Käse und Rotwein gelten dabei als die Klassiker. Mir wurde auch schon von einigen Mehlsorten oder auch Geschmacksverstärkern berichtet. Auch Zucker steht häufig als Auslöser zur Diskussion. Viele Migränebetroffene streichen deshalb irgendwann bestimmte Nahrungsmittel ganz von ihrem Speiseplan. Mit mehr oder weniger großem Erfolg. Viele Betroffene finden es dagegen enorm hilfreich, bestimmte Essensroutinen einzuhalten. Mehr zu diesem Thema erfährst du in Kapitel 4. Welche Nahrungsmittel hast du als Trigger bei dir identifiziert? Notiere sie auf deiner T-Liste.

Geistiger Input: Ein Auslöser, den ich bei mir selbst wahrnehme und von dem auch sehr viele meiner Klienten berichten: Geballter geistiger Input kann offenbar eine enorme Triggerwirkung entfalten. Das erste Mal konnte ich das nach einer Fortbildung beobachten. Ich war so angefüllt mit neuen Informationen, dass mein Kopf sich regelrecht zuzog. In diesem Zustand besuchte ich außerdem noch mit mehreren Menschen ein Restaurant. Prompt folgte eine Migräneattacke. Auch in Museen kann ich mich nur eine bestimmte Zeit lang aufhalten, da der geistige Input dort in Kombination mit weiteren Reizen geballt auf mich einströmt. Wie ist das bei dir? Wann strengen dich Informationen an? In welcher Form? Ist das Hörbuch für dich anstrengender als ein Film im Fernsehen?

Geräusche: Steigt bei bestimmten Geräuschen die Gefahr für eine Migräneattacke? Oder reagierst du nur empfindlich auf Geräusche, wenn du eine Attacke hast? Tatsächlich zeigen Studien, dass Menschen mit Migräne auch außerhalb der Attacken sensibler als andere Menschen auf Lautstärke reagieren.[6] Bei Studien mit Kindern, die von Migräne betroffen waren, rangierten Geräusche sogar unter den Top 4 der Trigger.[7] Welche Geräusche stellen potenziell ein Problem für dich dar? Bei mir sind das hämmernde, dröhnende Geräusche, die über einen längeren Zeitraum auftreten. Je lauter sie sind, desto höher

die Chance, dass ich sie als anstrengend empfinde. Ein Auto-
rennen im Fernsehen anzuschauen, ist für mich zum Beispiel
echte Folter. Was ist dein maximaler Geräusch-Schmerzpunkt?

Hormone: Hormonelle Migräne zählt zu den am häufigsten
angegebenen Migräne-Arten.[8] Rund um die Periode sowie während der Wechseljahre beklagen viele Migränikerinnen vermehrt Attacken. Tatsächlich stehen Sexualhormone im Verdacht, Migräne mit auszulösen. Dies gilt nicht nur für Frauen,
sondern auch für betroffene Männer. Eine Studie unter männ-
lichen Migränepatienten zeigte eine klar veränderte Hormon-
lage im Gegensatz zu Nichtbetroffenen.[9] Die genauen Wirkmechanismen von hormoneller Migräne sind aber nicht
abschließend geklärt. Kannst du bei dir hormonelle Auswirkungen auf deine Migräne spüren? Wann kannst du das jeweils
an dir beobachten?

Körperliche Auslöser: Eine Migräneattacke kann auch
durch körperliche Trigger begünstigt werden. Probleme im Bereich der Halswirbelsäule zählen ebenso dazu wie eine craniomandibuläre Dysfunktion, wie zum Beispiel in Form von Zähneknirschen. Aber auch Schilddrüsenerkrankungen stehen im
Fokus. Es gibt Hinweise darauf, dass die beiden Erkrankungen
sich wechselseitig begünstigen.[10] Des Weiteren legen Studien
nahe, dass auch eine Depression Migräneattacken beeinflussen kann, ein Wirkmechanismus, der auch umgekehrt nachgewiesen wurde.[11] Hast du neben deiner Migräne noch weitere Krankheiten, die mit deiner Migräne in Verbindung stehen
könnten und als eventuelle Trigger fungieren?

Schlaf: Viele Betroffene nennen Schlafstörungen als Auslöser für Migräneattacken. Studien zeigen ebenfalls, dass Migräniker häufiger angeben, schlechter zu schlafen als Menschen
ohne Migräne.[12] Dabei geht es nicht nur um die Dauer, sondern auch um die Qualität des Schlafs. Schlechter Schlaf beeinflusst unser Schmerzempfinden enorm. Je schlechter und
weniger wir schlafen, umso schmerzhafter kann eine Attacke
wahrgenommen werden.[13] Wie so häufig bei Migräne kommt

es auf die richtige Balance an. Auch zu viel Schlaf kann negative Auswirkungen haben. Wie viel Stunden Schlaf tun dir gut und welches Pensum ist zu viel? Notiere es in deiner T-Liste.

Deine T-Liste – Step by Step

Nachfolgend findest du gesammelte Beispiele, von denen du dich beim Ausfüllen deiner T-Liste inspirieren lassen kannst. Du hast weitere Ideen? Wunderbar, dann ergänze sie in deiner Liste.

TRIGGER	
Helligkeit	zu grell, Sonnenlicht, künstliches Licht, blaues Licht u.m.
Wetter	Umschwung von kalt auf warm, Umschwung von warm auf kalt, nasswarm, Föhn u.m.
Gefühle/ emotionaler Stress	Trauer, Wut, Hilflosigkeit, Schuld, Überraschung u.m. Konflikte, Streitgespräche, Beerdigungen, Hochzeiten, Feste u.m.
Schlafroutine	zu kurz, zu lang, unregelmäßiger Schlaf, schlechtes Einschlafen, nächtliches Aufwachen u.m.
Hormone	Wechseljahre, vor der Periode, nach der Periode, während der Schwangerschaft u.m.
geistiger Input	Hörbuch, Kino, Fernsehen, Museumsbesuch, Gespräch mit Freunden u.m.
Nahrungsmittel/ Ernährung	Alkohol, Käse, Fleisch, unregelmäßiges Essen u.m.
Geräusche/Gerüche	zu laut, zu schrill, zu viele Geräusche (Musik, Gespräche, Lärm) u.m.
körperliche Auslöser	körperliche Fehlbelastung, Probleme mit dem Atlaswirbel, CMD u.m.

Schritt 1: Fülle deine Liste am besten aus dem Bauch heraus aus. Lass dich dabei von den genannten Beispielen sowie deiner eigenen (geschärften) Wahrnehmung und Erfahrung inspirieren. Fragen, die dir beim Ausfüllen helfen können, sind: Wie lautet der Trigger ganz konkret? In welcher spezifischen Form wirkt er? Was ist es genau, was anstrengt? Je exakter du deine Beobachtungen einordnest, umso besser!

TRIGGER

Schritt 2: Nun hast du deine Trigger im Überblick. Formuliere als Nächstes erste Lösungsansätze.

✓ Gehe deine Auslöser Punkt für Punkt durch.
✓ Notiere dir jeweils Ideen, wie du den einzelnen Auslösern bestmöglich begegnen kannst. Bei manchen wird das eine konkrete Handlung sein, bei anderen könnte es eine Reaktion/Haltung sein. Vielleicht gelingt es dir bei einigen Punkten, dies auch bereits im Alltag umzusetzen! Notiere dir auch dies.

Beispiel Helligkeit: Gegen Sonne helfen eine Sonnenbrille und ein Hut und schlimmstenfalls leider zu Hause zu bleiben. Aber was machst du im Büro, wenn es dir dort zu hell ist? Hier könnte zum Beispiel eine spezielle Brille mit Blaulichtfilter unterstützen oder das Dimmen von Lichtquellen wie deinem PC. Du siehst, wir haben es mit unterschiedlichen Lösungen zu tun, obwohl es sich oberflächlich betrachtet um denselben Auslöser handelt. Deshalb ist es so wichtig, dass du deine Trigger präzise benennst.

Lege deine T-Liste nach dem Ausfüllen zur Seite. Behalte sie beim Lesen des Buches gern in Griffweite. Dir werden im Prozess immer wieder Ideen kommen, die es wert sind, aufgeschrieben zu werden. Wenn du am Ende des Buches die vier Listen deines T. E. K. E.®-Modells ausgefüllt vorliegen hast, erkläre ich dir, wie du damit im Alltag arbeiten kannst.

4. Die T. E. K. E.®-Methode:
E wie Energiehaushalt

Hat dich schon mal jemand nach deinem Energiehaushalt in Zusammenhang mit deiner Migräne befragt? Meiner Erfahrung nach können viele Betroffene häufig nur wenig mit dieser Frage anfangen. Falls das auch auf dich zutrifft, sollten wir diesen Zustand dringend ändern, denn dieser Punkt kann dir auf deiner Reise zur Migränelinderung enorm weiterhelfen. Der zweite Buchstabe von T. E. K. E.® steht deshalb für E wie Energiehaushalt. Du lernst in diesem Kapitel, warum es so wichtig ist, dich gut mit deinem eigenen Kräftereservoir auszukennen, und was du unternehmen kannst, um es zukünftig besser auszubalancieren.

»Aber das macht doch keinen Sinn!«, erklärte mir mein Freund. als ich mich mit ihm zu diesem Thema unterhielt. Anlass unseres Gesprächs war, dass ich innerhalb einer Woche jeweils drei Termine pro Tag hatte. Ein Pensum, das zu viel für mich war. Dabei spielte keine Rolle, ob es berufliche oder private Termine waren, ob schön oder nervig. Es ging so oder so über meine Energiekapazitäten. Mein Freund stand vor einem Rätsel. Wieso stellten ein oder zwei Termine täglich kein Problem dar, während ein einziger zusätzlicher Termin Migräne auslöste?

Menschen ohne Migräne können kaum nachvollziehen, welchen Balanceakt wir Migräniker jeden Tag vollführen. Den eigenen Energiehaushalt zu verstehen und hier die richtigen Hebel anzusetzen, war gerade deshalb eine echte Offenbarung für mich. Das Gleiche erlebe ich auch bei meinen Klienten. Wer lernt, seinen Energiehaushalt auszubalancieren und danach zu leben, kann seine Migräne enorm positiv beeinflussen.

Im Gespräch mit Prof. Dr. Dagny Holle-Lee

Zu diesem wichtigen Thema habe ich mit einer von Deutschlands führenden Migräne-Experten gesprochen, der Neurologin und Leiterin des westdeutschen Kopfschmerzzentrums in Essen, Prof. Dr. Dagny Holle-Lee.

Liebe Frau Prof. Dr. Holle-Lee, ich freue mich sehr, Sie in diesem Buch zu Gast zu haben! Als Allererstes einmal: Was passiert während einer Migräneattacke in unserem Hirn? Was weiß man bisher dazu?
Dagny Holle-Lee: »Hallo, Frau Statkus, vielen Dank für die Einladung! Grundsätzlich fehlt uns noch ganz genaues Wissen. Es ist auf jeden Fall klar, dass es sich um eine Software-Störung handelt. Die Hardware selbst ist in Ordnung. Nun gibt es kein eigenes Migränezentrum im Gehirn, vermutlich sind viele Strukturen beteiligt, z.B. der Hirnstamm, die Kerngebiete des Nervus trigeminus, der Hypothalamus, also Regulationsstrukturen im Gehirn, aber auch die Hirnhäute, wo sich Entzündungsreaktionen abspielen. Man weiß aber nicht, was die ganze Sache genau anschiebt. Klar, gibt es Trigger, Stress spielt eine Rolle, Wetterwechsel oder Hormone, die Gene, alles Mögliche. Letztlich weiß man jedoch nur, dieses Netzwerk setzt sich in Bewegung, und am Ende entsteht daraus eine Migräneattacke.«

Sie haben gerade von einer Software-Störung im Hirn gesprochen. Worin liegt genau der Unterschied zwischen einem Migränegehirn und einem gewöhnlichen Gehirn?
Dagny Holle-Lee: »Im Prinzip funktioniert das Migränegehirn zu gut. Es hat eine Filterfunktionsstörung. Das normale Gehirn filtert ganz viele unserer Außenreize heraus, die unwichtig sind. Zum Beispiel wird hier gerade vor meinem Büro gebaut. Wenn man kein Migränegehirn hat, hört man den Lärm irgendwann nicht mehr. Ich dagegen bin dauerhaft leicht genervt, weil dieses Geräusch permanent an mein Gehirn weitergeleitet wird. Irgendwann läuft das gesamte System über. Das gilt nicht nur für Geräusche, sondern auch

für Licht, für Gerüche, für Gleichgewichtsreize, für alle möglichen Sachen. Zudem ist das Migränegehirn per se empfindlicher eingestellt. Häufig ist es so: Je näher man einer Attacke kommt, umso empfindlicher reagiert es. Nach und während der Attacke sinkt die Empfindlichkeit wieder. Es ist ein bisschen so wie ein kleiner Sonnenbrand auf dem Gehirn.«

Sie sagten es gerade, Sie sind ebenfalls Migränikerin. Wie leben Sie mit der Erkrankung?
Dagny Holle-Lee: »Ich nehme über mein Leben hinweg eine fluktuierende Belastung wahr. Es gab Zeiten, wo ich an häufigen Attacken litt. Meine erste trat im Studium auf. Das war richtig schlimm und ein einschneidendes Erlebnis. Auch als ich angefangen habe zu arbeiten, hatte ich viele Attacken. Jetzt sind es deutlich weniger, mit entsprechenden Schwankungen. Insgesamt ist meine Migräne jedoch deutlich weniger beeinträchtigend, als sie es früher war!«

Mal nebenbei gefragt: Ist es hilfreich, als Neurologe selbst Migräne zu haben?
Dagny Holle-Lee: »Es ist so, dass tatsächlich 70 % der Neurologen Migräne haben! Ich bin also kein originelles Einzelbeispiel. Und ja, es hilft auf jeden Fall, wenn man selbst auch betroffen ist. Natürlich kann man sich besser in seine Patienten hineinversetzen. Eine gute Freundin leidet auch unter Migräne. Sie hat ihrem Mann gesagt, wie unglaublich genervt sie während einer Attacke von seinen Kaugeräuschen ist. Das kann nur nachvollziehen, wer es kennt! Jeder andere würde vielleicht denken: ›Was ist denn das für ein Psychoding?‹ Bei mir ist es wiederum ein anderer Trigger: Mein Sohn stellt das Radio immer auf eine bestimmte Frequenz, das macht mich zum Beispiel irre.«

Haben Migränepatienten eigentlich weniger Energie oder verbrauchen sie diese nur schneller?
Dagny Holle-Lee: »Ich glaube nicht, dass Migränepatienten insofern ein Energieproblem haben, dass sie zu wenig davon hätten. Man

kann das aber natürlich nicht generalisieren. Ich meine, dass Migränepatienten energiemäßig immer am äußersten Limit laufen, also viel Energie verbrauchen. Problematisch dabei ist, dass sie ihre eigenen Reserven ganz schwer einschätzen können, die Betroffenen bemerken ihre Grenzüberschreitung also erst, wenn sie schon vollzogen ist.«

Wie wirkt sich eine Reduzierung von Reizen auf das Hirn von Betroffenen aus? Kann man einfach Reize sparen, und dann hat man Energie gespart?

Dagny Holle-Lee: »Ja, das glaube ich schon. Das hängt natürlich auch von der Phase ab, in der man sich befindet. In einer kippligen, sensiblen Phase macht eine konsequente Reizreduzierung ganz viel Sinn, d. h. Radio und Fernseher nicht parallel laufen lassen. Lichtquellen ausschalten, die blenden. Oder das Handy, das ständig bimmelt. Alle Reize, die man aus dem Rennen nehmen kann, tun dem allgemeinen Befinden gut. Eine betroffene Mutter hat mir erzählt, dass sie ihren Kindern nur noch unifarbene Sachen anzieht, denn die Muster triggerten sie. Allein das kann helfen. Es sind also häufig niederschwellige Maßnahmen, die die Lebensqualität eines Patienten enorm verbessern können.«

Nun gibt es Patienten, die nur auf Medikamente setzen. Wie wichtig ist es aus Ihrer Sicht, dass man daneben auch eine vorbeugende Lebensweise praktiziert?

Dagny Holle-Lee: »Das ist die Basis von allem! Medikamente sind ein Add-on, mit dem wir temporär den Schmerz überbrücken können. Worauf es aber nachhaltig ankommt, sind nicht medikamentöse Maßnahmen, die die eigene Lebensführung betreffen. Hier gibt es verschiedene Bausteine. Man muss einfach sehen, was individuell realistisch ist. Wenn eine Patientin drei kleine Kinder zu Hause hat und ich ihr sage: ›Sie müssen regelmäßig schlafen‹, ist mir schon klar, dass das schwierig umzusetzen ist. Trotzdem gilt es auszuloten, welche Lösungen es geben könnte. Ich erlebe es oft bei Müttern, dass diese hart an ihre Grenzen gehen. Gerade in akuten Stressphasen muss es möglich sein, dass der Partner oder die Oma einmal eine

Stunde auf die Kinder aufpassen, damit man Zeit für sich gewinnt, und sei es nur, um zu schlafen. Das liegt auch mit an einem selbst, diese Freiräume einzufordern.«

Liebe Frau Prof. Dr. Holle-Lee, ich danke Ihnen für dieses spannende Gespräch. Wir treffen uns im Kapitel Ernährung wieder, wo Sie uns ebenfalls an Ihrem Input zum Thema teilhaben lassen.

Das Interview zeigte es: Wir Migränebetroffenen sprechen anders auf Reize an als Nichtbetroffene. Unser Hirn reagiert viel sensibler, was wiederum extrem viel Energie verbraucht. Das wäre nicht so problematisch, wenn unsere Nerven bei zu niedrigem Energiepegel und zu vielen Reizen nicht irgendwann Alarm schlagen würden. Unsere Gehirngefäße reagieren mit Entzündungssymptomen. So weit, so logisch. Damit stellt sich folgende Frage: Muss man als Betroffener besser darauf achten, weniger Reize abzubekommen, wodurch der Energiehaushalt stärker in Balance ist und man weniger Migräne hat? Meiner eigenen Erfahrung und der meiner Kunden nach zu urteilen, ist genau das wirklich der Fall. Das Ganze ist demnach keine Hexerei, sondern für jeden erlernbar und umsetzbar.

In der Praxis gibt es aber einige Fallstricke. Wieso? Es gibt offensichtliche Faktoren, die unseren Energiehaushalt positiv beeinflussen, wie zum Beispiel Trigger zu vermeiden und eine regelmäßige Nahrungszufuhr sicherzustellen. Darüber hinaus gibt es aber weitere Dinge, die du womöglich gar nicht auf dem Zettel hast und die damit durchs Raster fallen. Ungenutztes Potenzial also! Das wollen wir heben, darum soll es in diesem Kapitel gehen.

Dein Energiehaushalt beinhaltet viel mehr als nur regelmäßig zu essen. Für mich spiegelt er in seiner Gesamtheit dich als Person wider und offenbart deine sensiblen, verletzlichen Seiten. Auf diesem Feld wirst du also Punkte entdecken, die du bisher bei deiner Migräneprävention womöglich übersehen hast. Außerdem habe ich Übungen für dich entwickelt, die dir dabei helfen, deinen Ressourcen auf die Spur zu kommen und denjenigen Kräften, die an dir zehren. Am Ende des Kapitels findest du ein Muster zur Entwicklung deines eigenen, ausbalancierten Energiehaushalts.

4.1. Essen, (k)ein schwieriges Thema

Viele Menschen mit Migräne sind verunsichert, wenn es ums Thema Essen geht. Das liegt zum einen daran, dass Nahrungsmittel in den Medien oft zum Haupttrigger auserkoren werden. So kommt jeder Betroffene über kurz oder lang ins Grübeln, ob das nicht auch auf ihn zutreffen könnte. Zum anderen werden sehr unterschiedliche, sogenannte Migräne-Diäten propagiert. Wenn ich dies und jenes weglasse, dann soll dadurch meine Migräne weniger werden oder ganz verschwinden. Und dann sind da noch Nahrungsergänzungsmittel, die immer wieder als Wunderwaffe gehandelt werden.

Im Gespräch mit Prof. Dr. Holle-Lee

Wie ist die Lage hier tatsächlich? Was kann deine Migräne erfahrungsmäßig beeinflussen und was nicht? Und gilt das dann für jeden? Das will ich direkt zum Beginn dieses Kapitels noch einmal von Frau Prof. Dr. Holle-Lee wissen.

Frau Prof. Dr. Holle-Lee, hallo zurück! Inwieweit kann aus Ihrer Sicht Ernährung einen stabilisierenden Effekt auf Betroffene haben?
Dagny Holle-Lee: »Es gibt keine Daten, die Basis für eine klare Migräne-Diät sein könnten. Man kann also nicht jedem Menschen das Gleiche empfehlen. Auf keinen Fall. Sicher gibt es einzelne Lebensmittel, die hin und wieder Migräne triggern können, aber das ist auch wiederum nur in Einzelfällen zutreffend, hier zum Beispiel bei Rotwein. Ich habe umgekehrt so viele Patienten, die über Jahre

tracken, was sie essen, und ich kann sagen: Normalerweise triggert das normale Essen nicht. Generell zum Thema Ernährung: Es gibt einige wenige Daten zu kohlenhydratarmer Ernährung. Und es wird zu ketogener Ernährung geforscht. Hier gibt es bereits auf dem Feld der Epilepsie gute Daten, auch für Kinder. Man geht ja davon aus, dass wie bei der Epilepsie auch bei Migräne die Ionenkanäle eine Rolle spielen und man darauf mit ketogener Ernährung Einfluss nehmen kann.«

Was empfehlen Sie Ihren Patienten denn dann bezüglich der Ernährung?
Dagny Holle-Lee: »Wenn Patienten mich fragen, was sie ausprobieren sollen, sage ich immer: ›Wenn Sie etwas ausprobieren wollen und das für Sie machbar ist, dann versuchen Sie es mit kohlenhydratarmer Ernährung. Praktizieren Sie das drei, vier, fünf Monate und gucken Sie, ob Sie spürbare Effekte feststellen, und vor allem, ob Sie das ertragen!‹ Man soll ja keine Lebensqualität einbüßen, nur um am Ende zwei Tage weniger Migräne zu haben. Da muss man tatsächlich abwägen. Ansonsten einfach normal und ausgewogen essen.«

Ich bin jemand, der sehr kohlenhydratreich isst, und komme damit super klar. Auch viele andere Betroffene berichten das. Kohlenhydratarme Ernährung, von der Sie gerade berichten, ist genau das Gegenteil. Wie ist das zu erklären, dass beides anscheinend funktionieren kann?
Dagny Holle-Lee: »Ganz einfach: Weil wir so unterschiedlich sind! Wir reagieren unterschiedlich auf Medikamente, und auch unsere Migränen sind weder identisch noch fix, sie können sich im Laufe eines Lebens verändern. Es gibt Menschen, die gut mit vielen Kohlenhydraten fahren und welche, für die das nicht gilt. Da würde ich einfach auf meinen Körper hören. Die meisten wissen eigentlich ganz gut, welcher Weg für sie der richtige ist, wenn sie in sich hineinhören.«

Sie haben bereits die ketogene Ernährung angesprochen. Ketone werden mittlerweile auch in Form von Nahrungsergänzungsmitteln angeboten. Was halten Sie davon?
Dagny Holle-Lee: »Ketogen ist wirklich eine sehr strikte Er-

nährungsform. Als Weg würde ich sie bei jemandem sehen, der schwerste Migräne hat. Einfach auch, weil andere Optionen ausgeschöpft sind. Ketogene Nahrungsergänzungsmittel würde ich persönlich im Augenblick nur im Rahmen einer klinischen Studie empfehlen! Hier lässt sich unter kontrollierten Bedingungen ausprobieren, ob es funktioniert oder nicht.«

Was halten Sie generell von Nahrungsergänzungsmittel? Als Betroffener bekommt man diverse Wunderpräparate angepriesen. Gibt es etwas, das wirklich wirksam ist?

Dagny Holle-Lee: »Migräne ist ganz sicher nicht die Folge einer Vitamin-Mangelerkrankung! Es gibt nicht eine schnelle Lösung, um das Problem in den Griff zu bekommen. Jeder, der glaubt, es würde eine Nährstoff-Pille geben, die in der Lage sei, Migräne verschwinden zu lassen, sitzt einer falschen Hoffnung auf. Wenn man aber einen massiven Mangel hat, zum Beispiel an Vitamin B12, wirkt das natürlich nicht positiv auf die Krankheit. Möchte man tatsächlich speziell etwas für die Migräne nehmen, liegen zu Magnesium die besten Daten vor. Ich persönlich sage meinen Patienten immer: ›Das muss nichts Teures sein. Das Präparat aus der Drogerie reicht vollkommen.‹ Es wirkt entspannend für den ganzen Organismus. Das ist, was Sinn macht. Alles andere, was teuer ist, würde ich weglassen. Da machen Leute einfach ein Geschäft mit Menschen, die Migräne haben.«

Frau Prof. Dr. Holle-Lee, ich bedanke mich für das wirklich offene, kurzweilige Gespräch und wünsche Ihnen alles Gute für Ihre so wichtige Arbeit!

Wie gerne hätte ich einige dieser Informationen schon vor vielen Jahren gehabt. Denn ich habe tatsächlich jede Menge ausprobiert, um meine Migräne über meine Ernährung zu beeinflussen. Schon seit ich klein bin, kämpfe ich ständig mit meinem Energiehaushalt, habe sehr oft Hunger. Menschen in meinem Umfeld waren oft irritiert, weil ich dauernd auf Futter bestand. »Du hast doch gerade erst was gegessen!« ist ein sehr häufig gehörter Satz in meinem Leben. Erst als ich begann, meine Migräne zu verstehen und mich mit meinem Energiebedarf auseinanderzusetzen, kapierte ich, warum ich so viel Nahrung brauchte. Ich brauchte Energie! Natürlich aß ich auch falsche Dinge, die nicht lange genug sättigten. Während meiner chronischen Migränephase testete ich mich durch verschiedene Ernährungsformen. Proteinreich, kohlenhydratarm, zuckerarm, zuckerfrei, vegetarisch und auch vegan war dabei. Denn überall las ich, dass mich das jeweils gesünder, fitter und bestenfalls sogar migränefreier machen sollte. Aber dieser Effekt trat bei mir leider nicht ein.

Mittlerweile weiß ich, dass ich sehr viele Kohlenhydrate benötige, um leistungsfähig zu sein, und ich weiß auch, wie ich meine Speicher am besten wieder auffülle. Ich versuche nicht zu viel Fett zu essen, Geschmacksverstärker zu meiden und Zucker nur in Maßen zu mir zu nehmen. Letzteres fällt mir tatsächlich am schwersten. Außerdem achte ich auf sehr regelmäßige Mahlzeiten, das betrifft auch die Essensmenge. Mal viel zu viel und mal viel zu wenig verzeiht mein Körper mir nur einige Tage. Dann gibt es Ärger in Form von Magenschmerzen. Und das zieht zusätzlich Energie.

Hochsensitive Migräniker – auch beim Essen

Wie viele andere Menschen mit Migräne leide auch ich an einem Reizmagen.[14] Aus meiner Sicht erscheint diese Korrelation logisch. Migräniker sind sehr sensible Menschen, die stark auf Reize reagieren. Dies schlägt sich auch im Magen-Darm-Trakt nieder.

Wie sensibel Migränepatienten auf Nahrungsmittel reagieren, erlebe ich regelmäßig auch bei meinen Migräne-Kunden im Coaching. Bei der Wahl der Getränke entscheiden sich über 90 % für stilles Wasser. Nicht weil sie Angst haben, kohlensäurehaltiges Wasser könne Migräne auslösen, sondern weil es Körperreaktionen wie Aufstoßen oder Völlegefühl hervorbringen kann. Sehr sensible Menschen nehmen dies offenbar viel intensiver wahr als andere. Teils wird das prickelnde Wasser bereits im Mund als unangenehm empfunden. Ganz zu schweigen vom Magen-Darm-Trakt. Ein weiterer Grund, der gegen Sprudelwasser spricht, ist die geringe Menge, die sich davon trinken lässt. Migränebetroffene bekommen oft zu hören, dass sie viel trinken sollen, um möglichen Kopfschmerzen vorzubeugen. Stilles Wasser ist für sie einfach besser konsumierbar. Tee wird alternativ auch sehr gern getrunken, dabei liegt die Präferenz bei Kräutertee. Natürlich gibt es auch Kaffeekonsumenten unter meinen Kunden, dabei fällt allerdings auf, dass die meisten streng darauf achten, nur eine Tasse zu trinken. Die Kaffeetrinker geben häufig an, dass ihr Körper sehr stark auf das Koffein reagiere. Deshalb bleiben sie bei einer Tasse, da Körperempfindungen wie erhöhter Herzschlag als unangenehm beschrieben werden. Natürlich kann dies alles purer Zufall sein. Dennoch passt es zu den sensiblen Wahrnehmungsantennen von Menschen mit Migräne im Allgemeinen. Vielleicht beobachtest du dieses Phänomen auch bei dir?

Wenn Diäten Stress machen

Ich persönlich hatte irgendwann keine Lust mehr, mich ständig mit meiner Ernährung zu beschäftigen, genauer mit dogmatischen Vorgaben wie: der böse Zucker, die schlimmen Kohlenhydrate. Dieses sollte ich unbedingt essen, jenes unbedingt lassen … Wo blieb da die Lockerheit, die Spontaneität? Wenn Essen zum Stress wird, befindet man sich aus meiner Sicht auf dem Holzweg. Tatsächlich begegnen mir immer wieder Menschen, die kaum noch wissen, was sie essen sollen, vor lauter Angst, dass es das Falsche sein könnte und wieder eine Attacke auslöst. Die vielen widersprüchlichen Informationen in den sozialen Medien verunsichern sie zusätzlich. In solchen Fällen ist der erste Schritt, den Stress aus dem Ess-Thema zu nehmen. Mehrfach kamen Menschen zu mir, die Intervall fasteten und streng zuckerfrei lebten. Dennoch hatten sie starke und häufige Migräneattacken. Erstaunlicherweise glaubte auch keiner von ihnen, dass die Ernährungsumstellung wirklich gegen die Attacken helfen würde. Doch trotz dieser Einstellung zögerten sie, wieder zu ihrer alten Ernährungsform zurückzukehren. Vielleicht war ja doch etwas dran, und die Attacken würden zunehmen, sobald sie ihre Diät aufgäben?

Beispiel aus der Praxis:
Jonas* und das Ende der Zuckerfrei-Diät

In meinen Sitzungen mit Kunden stelle ich immer leckere Kleinigkeiten wie Nüsse, Trockenobst und Schokolade bereit, um leere Energiereserven im Notfall schnell auffüllen zu können. Ich erinnere mich an Jonas, der Zucker fastete und außer ein paar Nüssen nichts anrührte, nur hungrig auf das Schüsselchen starrte. Zu groß war seine Angst, was dann passieren würde. Vor der zweiten Sitzung erinnerte ich mich an sein Zuckerfasten und vermied es, mein Angebot mit Leckereien vor ihn zu stellen. Als unser Gespräch auf das Fasten kam, wies ich darauf hin, dass ich ihn dieses Mal extra nicht mit Süßigkeiten in seinem Sichtfeld quälen wollte. Jonas guckte verdutzt. Dann meinte er lässig, dass er sich schon gewundert habe, wo die Schüsselchen seien. Kurz nach unserem ersten Treffen habe er einfach ausprobiert, was geschehen würde, wenn er das Fasten wieder sein ließe. Er habe sich selbst über seinen »Mut« gewundert. Vor dem Coaching wäre das noch nicht möglich gewesen. Ich fragte interessiert, was dann geschehen war. Er grinste. Gar nichts! Seine Migräne interessierte sich offenbar gar nicht für seinen Zuckerkonsum. Seitdem aß er wieder normal. Ich ging in die Küche und holte die Schüsseln herbei. Selten habe ich einen Menschen so genüsslich Schokolade essen sehen.

* Name hier und nachfolgend geändert

Migräne & Ayurveda

Nur weil zuckerfrei als gesund gilt, muss es dir persönlich nicht guttun. Es mag viele Vorteile haben, doch wenn es Stress in deinem System auslöst, wie sehr lohnt es sich dann wirklich? Stress ist ein zentraler Trigger. Auch beim Thema Ernährung scheint also die richtige Balance der Schlüssel zu sein. Weg von zu viel Dogma, hin zu mehr auf den Bauch hören. Die Frage könnte lauten: Was tut mir und meinem Körper spürbar gut?

Als ich mir auf meinem Migräne-Weg diese Frage stellte, lief mir durch Zufall das Thema Ayurveda über den Weg. Eine ganzheitliche, indische Heilkunst. Ich war überrascht, wie gut viele Informationen insbesondere beim Thema Ernährung auf mich und meinen Körper zutrafen, auch wenn ich nicht mit allen Bereichen dieser Lehre d'accord gehe. Ayurveda teilt Menschen, ihrer Lebensenergie entsprechend, in verschiedene Typen ein. Darauf basierend erfolgt eine ganzheitliche Ausrichtung des Lebensstils, darunter auch der Ernährung. Ziel ist es, die insgesamt im Körper wirkenden Energien in einem gesunden Maße auszubalancieren.

Im Gespräch mit Dr. Nadine Webering

Mittlerweile gibt es in Deutschland einige Experten, die sich speziell auf das Thema Migräne und Ayurveda spezialisiert haben und damit sehr erfolgreich arbeiten. Ich freue mich, dass ich mit Dr. Nadine Webering über dieses Thema sprechen kann. Sie ist nicht nur Fachärztin für Neurologie, sondern auch Ärztin für Traditionelle Indische Medizin. Und selbst Mitglied im Migräne-Club.

Liebe Nadine, ich freue mich sehr, dass du dein Wissen und deine Erfahrung mit uns teilst. Du bist selbst von Migräne betroffen. Seit wann hast du Migräne, und wie ist es dir damit ergangen, bis du Ayurveda für dich entdeckt hast?

Nadine Webering: »Meine Migräne begleitet mich seit meiner Pubertät. Allerdings habe ich zu Beginn nur sehr selten Attacken gehabt, sodass ich sie kaum als wirkliches Problem wahrgenommen habe. ›Es ist halt so‹ und ›Damit muss man leben‹, das wurde mir durch die Schulmedizin schon früh vermittelt. Mit der zunehmenden Belastung im Medizinstudium und dann später im Job wurden die Attacken schleichend immer häufiger und intensiver. Ich kann mich an einige Situationen während meiner Zeit als Assistenzärztin erinnern, in denen ich selbst am Tropf gehangen habe, während ich meine Patienten behandelte. In meiner letzten Stelle als Oberärztin einer neurologischen Abteilung wurde es dann so schlimm, dass ich nicht mehr wegschauen konnte. Zum Glück kam dann Ayurveda in mein Leben und hat mir die Augen geöffnet, dass ich grundlegend etwas in meinem Leben verändern muss, wenn ich wieder ohne tägliche Schmerzen leben möchte.«

Da sind wir beim Stichwort: Was ist Ayurveda und wie kamst du dazu?
Nadine Webering: »Ayurveda ist das traditionelle Medizinsystem Indiens. Es wird seit über 5000 Jahren praktiziert und hält daher ein unfassbares und auf die heutige Zeit immer noch anwendbares Wissen bereit. Das Besondere an Ayurveda im Vergleich zu unserem westlichen System ist, dass es immer um den ganzen Menschen geht und nicht nur um eine spezielle Erkrankung. Wir verstehen im Ayurveda, dass alles einen Einfluss auf unsere Gesundheit hat, und schauen uns daher auch alle Bereiche des Lebens genau an. Diese Ganzheitlichkeit war es, die mich bei Ayurveda direkt angesprochen hat. In meiner Karriere als Neurologin hatte ich das immer vermisst. Kennengelernt habe ich diese wunderbare Lehre im Rahmen einer Yogalehrer-Ausbildung – es war sozusagen Liebe auf den ersten Blick. Ich habe mich dann ganz schnell entschlossen, ein weiteres Studium zu absolvieren, um Ayurveda in seiner Tiefe zu verstehen, und bin heute immer noch jeden Tag dankbar für diese Entscheidung. Auch wenn es neben einer Vollzeitstelle als Oberärztin im Krankenhaus nicht immer einfach war.«

Inwiefern kann Ayurveda bei Migräne hilfreich sein?
Nadine Webering: »Natürlich wissen wir in der Schulmedizin, dass es bei der Behandlung der Migräne auch um den Lebensstil geht, aber meist liegt der Fokus heute doch noch viel zu sehr auf der medikamentösen Behandlung, sei es im Rahmen einer Akutmedikation oder einer Prophylaxe. Und dazu kommt noch, dass die Empfehlungen zur nicht medikamentösen Prophylaxe für alle Betroffenen gleich sind. Im Ayurveda betrachten wir jeden als Individuum, das ganz unterschiedliche Dinge braucht, um gesund zu werden und zu bleiben. Das erklärt, warum bei dem einen schulmedizinisch gesehen eine klassische Schmerzprophylaxe ganz wunderbar funktioniert, bei dem anderen jedoch überhaupt nicht. Im Ayurveda betrachten wir alle Symptome und Beschwerden des Betroffenen, seinen Stoffwechsel, seinen Schlaf und seinen Lebensstil und können dann ganz individuelle Empfehlungen geben, was es braucht, um die Attackenfrequenz zu reduzieren. Ich kann aus eigener Erfahrung sagen, dass das ganz wunderbar funktioniert. Bevor Ayurveda in mein Leben kam, hatte ich gut und gerne mal 20 Kopfschmerztage im Monat. Aktuell liegt die letzte Attacke über ein Jahr zurück.«

Das ist ein großartiger Erfolg! Aber mal Hand aufs Herz: Wie gut vertragen sich Ayurveda und die Neurologie miteinander?
Nadine Webering: »Für mich ergänzt sich beides ganz wunderbar. Durch das Wissen, was in unserem Gehirn während einer Attacke vor sich geht, habe ich ein viel tieferes Verständnis dafür entwickelt, was es aus ayurvedischer Sicht wirklich braucht, um die Migräne richtig behandeln zu können. Dazu kommt, dass sich beide Disziplinen auch in der Therapie ergänzen. Ayurveda hat seine besondere Stärke in der Vorbeugung von Attacken. In der Attackenbehandlung selbst hat ganz eindeutig die Schulmedizin die Nase vorn. Ich sage meinen Klienten auch immer wieder, dass sie in einer Attacke ihre Medikation nehmen sollen, denn das Ertragen von Schmerzen macht ja auch wieder etwas mit uns und trägt meiner Meinung nach dazu bei, dass die nächste Attacke in kurzer Zeit wieder droht.«

Wie sieht es mit der Ernährung im Ayurveda aus?
Nadine Webering: »Ich glaube, das Wichtigste für Menschen mit Migräne ist, dass ihre Mahlzeiten so leicht verdaulich wie möglich sind, damit ihr Körper die größtmögliche Energie daraus gewinnen kann. Denn diese Energie braucht unser besonderes Gehirn. Leicht verdaulich ist Essen aus ayurvedischer Sicht, wenn es schon vorverdaut, also gekocht ist. Rohkost und kalte Lebensmittel machen es dem Körper schwer. Und auch kalte Getränke sollten eher vermieden werden. Aber die wichtigste Devise ist, dass man immer nur essen sollte, wenn man Hunger hat. Denn Hunger ist das Signal unseres Körpers, dass er bereit ist, die Nahrung zu verdauen. Essen wir ohne Hunger, kann das Essen nicht vollständig verdaut werden, und es fehlt die Energie. Anstatt also prophylaktisch zu essen, dürfen wir wieder lernen, mehr auf unseren Bauch zu hören.«

Wenn ich Ayurveda nun ausprobieren möchte, inwiefern muss ich mich denn streng nach der ayurvedischen Lehre richten, um eine Besserung zu erzielen?
Nadine Webering: »Tatsächlich finde ich es sehr wichtig, dass man im Ayurveda nicht zu dogmatisch wird. Man kann sich superstreng an alle Empfehlungen halten, dann wird die Sache ganz schnell zu einem Fulltime-Job und erzeugt wahnsinnigen Stress. Dieser macht natürlich wieder Migräne. Genauso gut kann man sich dem Ganzen aber auch schrittweise und mit neugierigem Forschergeist nähern und mit jeder Veränderung, die man in sein Leben bringt, kleine Verbesserungen positiv wahrnehmen. Als Notprogramm eignet sich Ayurveda dagegen nicht wirklich. Bei allen Empfehlungen geht es darum, uns schrittweise wieder in unsere Balance zurückzubringen, da in diesem Zustand keine Attacken mehr entstehen.«

Liebe Nadine, ich danke dir für den spannenden Einblick in das Thema Ayurveda!

Balance ist also wieder mal das Stichwort. Und: Ayurveda beschäftigt sich nicht nur mit der Ernährung, wie in westlichen

Kulturen häufig irrtümlich angenommen wird, sondern mit dem ganzen Menschen. Mittlerweile findet man in vielen deutschen Städten Ayurveda-Ärzte. Die gesetzlichen Krankenkassen zahlen diese Leistung nicht. Doch es gibt inzwischen auch gute Bücher, Webinare und sogar ayurvedische Kochkurse, in denen du kostengünstig mehr zum Thema erfahren kannst, wenn du denn möchtest.

Gesunde Ernährung, die wirklich funktioniert
Tatsächlich sieht die optimale Ernährung für jeden anders aus. Sie hängt vom individuellen Stoffwechsel ab, der neben dem Migränehirn auch vom Körperbau bestimmt wird. Doch es gibt noch einen weiteren, nicht zu unterschätzenden Faktor: den individuellen Geschmack. Wenn dir das, was dir guttut, nicht so recht schmeckt, wird es ungleich schwieriger, es regelmäßig zu dir zu nehmen. Ich weiß beispielsweise genau, dass mir ein warmes Frühstück wie Porridge morgens guttut. Aber ein Brötchen schmeckt mir einfach viel besser! Wenn dann noch Stress ins Spiel kommt, benötigt es unglaubliche Disziplin, sich so zu ernähren, wie es dem Körper eigentlich wirklich weiterhilft. Gerade in Stress-Situationen ist es deshalb von Vorteil, mindestens ein Ass im Ärmel zu haben! Ich habe über die Jahre einige Tricks entwickelt, wie ich mich selbst gut unterstützen kann. Auch andere Betroffene fahren sehr gut mit diesen Methoden, aber auch hier kann ich dich nur einladen, deine eigenen Varianten zu entwickeln! Hier kommen für alle Fälle meine besten Notfall-Ernährungstipps:

Geringe Hürden: Regelmäßige Mahlzeiten sind wichtig für uns Betroffene. Doch wenn es stressig zugeht und unser System hyperaktiv ist, meldet unser Körper uns keinen Hunger. Alles, was dann nicht in deiner Reichweite bzw. in deinem Sichtfeld liegt, ist quasi nicht existent. Der Aufwand, sich extra mit Essen zu versorgen, stellt somit eine zusätzliche Hürde für dein Hirn dar. Wenn du also absehen kannst, dass es drunter und

drüber gehen wird, kann es dir helfen, schon vorab Snacks in
dein Sichtfeld zu legen, um dich selbst ans Essen zu erinnern.
Das ist wichtig, um deine regelmäßige Nahrungszufuhr sicherzustellen. Bloß nicht vergessen, in Stress-Situationen zu essen!

Ausnahmen erlauben: Nichts macht weniger Spaß als selbst
auferlegte, dogmatische Ernährungsregeln. Wenn du dich dennoch dafür entscheidest, dann müssen auch Ausnahmen drin
sein. Insbesondere im Notfall gilt: Erlaubt ist, was dir und deinem Migränehirn jetzt hilft!

Vorkochen: Wenn wenig Zeit ist, machen wir es uns gern
einfach und essen das, was uns gerade vor die Flinte kommt.
Das ist normal. Es hilft unserem Energiehaushalt aber nicht
unbedingt. Es sei denn, du achtest penibel darauf, dass das, was
du kurzfristig futterst, genau das Richtige für dich ist. Vielen
Betroffenen hilft es deshalb, ihrem Energiehaushalt entsprechend vorzukochen. So stellen sie sicher, dass sie kein Junk-
Food essen, wenn zu wenig Zeit ist. Auch dieser Punkt ist mit
Planung verbunden und eine persönliche Entscheidung.

Kurzzeitige Helfer: In Situationen, in denen der Energiehaushalt sehr stark abflacht, können Traubenzucker oder
Bananen kurze Notfall-Zeiträume überbrücken. Auch Müsli-
riegel oder Energyballs eignen sich, um schnell Energie zuzu-
führen. Dies sind aber nur kurzzeitige Helfer, die an jenen Tagen greifen, an denen deine Essensroutine unvorhergesehen
durcheinandergerät. Zu solchen Blitzhelfern gibt es viele verschiedene Meinungen gerade im Hinblick auf den Blutzucker-
spiegel. Mein Rat: Verzettle dich nicht in diesen Diskussionen,
sondern verlasse dich lieber auf dein Körpergefühl!

Konzentration auf dich: Mache dich nicht vom Hunger-
gefühl der Menschen um dich herum abhängig. Schaue zuerst,
was du brauchst, um einen ausgeglichenen Energiehaushalt sicherzustellen. Menschen haben sehr unterschiedliche Bedürfnisse, und die Chance, dass dein Umfeld denselben Energiehaushalt zu versorgen hat wie du als Migräne-Clubmitglied ist
gering. Diskutiere dabei nicht mit anderen über deinen Ener-

giebedarf, sie können es meistens nicht beurteilen. Du kennst dich selbst am besten!

Probiere in deiner Ernährung aus, was dir logisch erscheint, und höre dabei auf deinen Körper. Regelmäßige Mahlzeiten und eine gesunde, leicht verdauliche Küche werden von den meisten Migränepatienten als hilfreich erachtet. Je strenger dagegen die Diäten ausfallen, umso höher ist die Chance, dass das negativen Stress auslöst. Wenn du beispielsweise negative Gefühle wie Angst bemerkst, weil du ein Stück Schokolade gegessen hast und nun eine Migräneattacke befürchtest, wäre es aus meiner Sicht ein guter Impuls, dir das Thema mal näher anzuschauen, sei es durch Anwendung von Selbstcoachingtechniken oder der Bearbeitung möglicherweise blockierender Glaubenssätze. Selbstverständlich kannst du dir dabei auch einen professionellen Begleiter holen. Denn essensbezogenen negativen Stress wollen wir ja vermeiden. Deiner Migräne zuliebe.

4.2. Glücklich oder schmerzfrei

Neben der Ernährung beeinflussen auch psychische Faktoren deinen Energiehaushalt. Ein Thema, das vielen Betroffenen enorm viel Energie kostet, ist der Einfluss ihrer Schmerzen auf ihren Alltag. Sie fühlen sich fremdbestimmt. Der Schmerz vermiest ihnen ihr Leben. Verständlich. Ich bin mir in solchen Fällen bewusst, wie provokant allein die Frage »Musst du schmerzfrei sein, um glücklich zu sein?« aufgefasst werden kann. Und sie reicht normalerweise aus, um uns mitten ins Thema Akzeptanz von Schmerzen zu befördern. Nicht gerade ein sexy Thema. Es klingt schon unbequem. Dennoch schauen wir uns das an dieser Stelle einmal näher an. Denn alles, was dir Energie entziehen könnte, ob wissentlich oder nicht, solltest du bei deiner Migräneprävention dringend berücksichtigen!

Normalerweise sorgt allein die Andeutung des Themas

Akzeptanz bei Betroffenen für angespannte Stimmung. Das
liegt daran, dass viele schon zig-mal den guten Rat bekommen haben, dass sie lernen müssen, den Schmerz zu akzeptieren. Du vielleicht auch? Häufig ohne eine Erklärung, wie das
vonstattengehen soll. Und dann kommt der Tipp bestenfalls
noch von jemandem, der selbst noch nie im Leben chronische
Schmerzen hatte und rein theoretisches Wissen abfeuert. Ich
nehme da Experten nicht aus. Selbst im therapeutischen Kontext kann dieser Impuls enorm nach hinten losgehen. Ich erinnere mich an einen Klienten, der von seinem Schmerzthe-
rapeuten als Allererstes gesagt bekam, er solle versuchen, den
Schmerz als Freund zu betrachten. Das führte zum Abbruch
der Therapie. Es ist also sehr dünnes Eis, auf dem ich mich
hier thematisch bewege, das ist mir bewusst. Du wirst deshalb
auch nicht von mir zu hören bekommen, was du tun oder lassen musst. Allein das Wort »muss« führt bei mir persönlich zu
verschränkten Armen und einer »Ich muss gar nichts!«-Haltung.
Und das darf gern auch für dich gelten. Du musst nichts von
dem, was ich hier schreibe, tun oder auch nur gut finden. Ich
biete dir Ideen und erste Lösungswege an, und du ganz allein
entscheidest, was sich für dich richtig anfühlt und was du damit anfangen willst. Das ist im Übrigen eines der Grundprin-
zipien meiner Coachings. Es geht um deine Lösung. Nicht um
meine. Da fängt die Akzeptanz für mich an. Jeder Mensch darf
seinen eigenen Weg finden.

Ein Stolperstein auf deinem Weg könnte sein, dass das
Thema Migräne oder Schmerz momentan eine zu große Rolle
in deinem Leben einnimmt. Und das ist normal, denn wer ständig Schmerzen ertragen muss, kommt gefühlt zu nichts anderem mehr. Ein Arzttermin hier, ein Tag im Bett da. Das führt
dazu, dass man sich als Betroffener über kurz oder lang das
komplette Leben um den Schmerz herumbaut. Ich habe das
genauso gemacht. Da blieb für solche Dinge wie Glück wenig Zeit.

Schmerz und Glück sind zwei Paar Schuhe

Damit landen wir wieder bei der Einstiegsfrage: Musst du schmerzfrei sein, um glücklich zu sein? Viele beantworteten mir diese Frage mit einem Ja oder zumindest einem Jein. Auffällig dabei: Bisher war in diesen Gruppen keiner zu finden, der mit seinem Schmerz gut umgehen konnte. Die Menschen, die mir die Frage hingegen mit einem Nein beantworteten, lebten bereits wesentlich besser mit ihrem Schmerz zusammen, unabhängig vom jeweiligen Schmerzlevel. Wieso das so ist?

Die Menschen, die trotz ihrer Schmerzen glücklich waren, hatten einen Weg gefunden, den Schmerz mehr oder weniger zu akzeptieren. Die anderen nicht. Und damit sind wir beim Punkt. Etwas nicht zu wollen, kostet wahnsinnig viel Energie. Alles, was dagegen akzeptiert wird und nur geringe stressige Gefühle auslöst, spart oder spendet sogar Energie! Wenn du beim Lesen merkst, dass es bei diesem Thema beginnt, unangenehm in dir zu brodeln, rate ich dir weiterzulesen. Die Chance, dass hier ein gewaltiger Energieräuber in dir sitzt, ist hoch. Jetzt kannst du lernen, besser mit ihm umzugehen.

Das Thema Glück kann dir dabei enorm helfen. Ich behaupte: Wenn du dein Glück von deinem Schmerz abhängig machst, entscheidest du dich jeden Tag neu gegen dein Glück. Das klingt hart, ist aus meiner Sicht aber leider so. Migräne ist nach derzeitigem Stand nicht heilbar. Wenn du nur glücklich werden kannst, wenn dein Schmerz weg ist, was machst du, wenn das nie passiert?

Zugegeben, das ist keine Frage, die man sich gern stellt, denn sie macht Angst bzw. verstärkt die Angst vor der Zukunft noch mehr. Sie allerdings wegzuschieben, klappt auch nicht, denn dein Gehirn beschäftigt sich unterbewusst trotzdem damit. Und auch das kostet wieder Energie! Also sieh der Sache ins Auge: Wenn du den Rest deines Lebens mehr oder weniger starke Migräneschmerzen haben wirst, heißt das, dass du niemals glücklich sein wirst? Du müsstest dann deine ganze Hoffnung in die Migräne-Forschung setzen. Währenddessen würde dein Leben an dir vorbeirauschen. Und du würdest warten. Frage dich ehrlich, ob du das so handhaben willst. Ob du dein Leben so von deinem Schmerz und dem Stand der Forschung abhängig machen willst. Und jetzt stell dir mal vor, du könntest in Zukunft denken: »Ich kann glücklich sein, ganz unabhängig davon, ob ich Schmerzen habe oder nicht!« Was hättest du plötzlich für Möglichkeiten! Der Schmerz wäre nicht mehr für dein Glück oder Unglück verantwortlich. Selbst mit 90 Jahren und schmerzenden Gliedern könntest du glücklich sein! Und du könntest die ganze Energie, die du bisher investierst, um den Schmerz abzuwehren, endlich für Sachen nutzen, die dir helfen, dass dein Leben schöner, kreativer, glücklicher wird! Wie viel freier und selbstbestimmter wärest du?

Vielleicht sagst du jetzt: »Das klingt toll, und ich will das ja, aber wie soll denn Glücklichsein unabhängig von meinem Schmerz funktionieren?« Das ist eine andere Frage, und die Antwort darauf gehen wir in diesem Kapitel an. Im ersten Schritt solltest du dir aber zumindest vorstellen können, dass du zukünftig Schmerz und Glück voneinander entkoppelst. In dem Moment, in dem du dich auf den Gedanken einlässt, dass du in Zukunft auch mit Migräne in deinem Leben glücklich sein könntest, passiert viel. Es kommen Gefühle hoch. Schöne, aber vielleicht auch belastende. Vielleicht spürst du zum Beispiel Traurigkeit bei dem Gedanken, dass diese Krankheit nicht einfach weggehen, sondern dich immer begleiten wird. Sosehr du auch dagegen ankämpfst. Das ist Realität, und die zu sehen, ist oft schwer und tut weh. Dieser Zustand darf auch erst mal andauern, denn dieses Einsehen ist nichts, was sich im Vorübergehen verarbeiten lässt. Aber lass dir sagen: Es ist ein großer, erster Schritt, dir einzugestehen, dass du so fühlst. Das ist eine Wertschätzung deiner Emotionen. Du darfst so empfinden!

»Dagegen!«– kostet viel Energie

Vielleicht denkst du gerade aber auch, dass – Verzeihung für den offenen Ton – deine Migräne ein Arschloch ist, die dir dein Leben versaut. Verstehe ich. Das Hashtag #migräneisteinarschloch ist nicht umsonst so beliebt bei Instagram. Es tut gut, die eigene Migräne zu verfluchen. Dennoch kann diese Einstellung es dir auf Dauer auch erschweren, konstruktiv mit deiner Migräne umzugehen. Du bestätigst dir jedes Mal aufs Neue, dass du diese Erkrankung nicht akzeptierst und sie als Feind siehst. Gut finden muss man sie ja auch nicht als Betroffener, aber vielleicht wäre ein neutraleres Schimpfwort für den Anfang ja eine Überlegung? Statt Arschloch mal eine Runde blöde Kuh? Spaß beiseite, es geht mir hier gar nicht so sehr um das Wort, sondern darum, was dahintersteckt. Wer seine Migräne aggressiv als Arschloch beschimpft und sie weghaben will, wird sie aus meiner Sicht eventuell noch länger behalten. Damit landen wir wieder beim leidigen Thema Schmerzakzeptanz.

Ich treffe immer wieder Menschen, die mir vehement versichern, dass sie ihre Migräne akzeptieren. »Muss man ja«, sagte mir mal eine Kundin. Das ist das Problem. Wir wissen alle, dass wir das müssten, aber es ist ein Unterschied, etwas zu wissen oder es zu fühlen. Wenn sich etwas doof anfühlt, fühlt es sich doof an. Dann hilft mir das Wissen, dass ich anders fühlen müsste, gar nichts. Ich nenne das sich abfinden. Das hat aber nichts mit akzeptieren zu tun. Hier dürfen wir uns Sprache genauer ansehen: Abfinden heißt eher: Ich will nicht, aber ich muss. Das ist passives, aufgezwungenes Handeln. Und alles, was wir passiv erleiden, birgt das Potenzial für negative Gefühle wie Hilflosigkeit und Wut in sich. Akzeptieren steht dagegen für eine aktive Entscheidung. Ich bin selbst der Boss und entscheide! Nicht weil ich muss, sondern weil ich etwas ändern will. Ich nehme mein Leben wieder selbst in die Hand und überlasse nicht meiner Migräne das Spielfeld.

Vielleicht denkst du auch: »Womit habe ich Migräne verdient? Das ist unfair!«. Ja, da hast du recht. Das ist es. Und es hilft dir auch nicht, wenn jemand dir sagt: »Guck mal, dem anderen geht es noch schlechter.« Es ist völlig in Ordnung, über das, was du mit deiner Migräne erlebst, traurig oder auch sauer zu sein. Es ist nicht fair, und du hast allen Grund, das so zu sehen. Manchmal bleibt man aber in diesem Gefühlszustand hängen. Und das hindert einen wiederum, ins Handeln zu kommen. Denn auch wenn das Ganze unfair und die Migräne eine doofe Kuh ist, kannst du trotzdem immer etwas machen. Hier kommen einige Ideen, wie deine ersten Schritte aussehen könnten, um deine negativen Gefühle bezüglich deiner Migräne besser zu verarbeiten. Auf Dauer kannst du so ein wenig mehr Frieden mit ihr schließen.

Übung: Die zwei Briefe

Schreibe einen Brief an deine Migräne und – Achtung, es wird deutlich – kotz dich mal richtig aus. Was du ihr schon immer mal sagen wolltest! Ohne Rücksicht. An dieser Stelle sind Schimpfwörter wie Arschloch absolut willkommen. Lasse dir mit diesem Brief Zeit. Wenn es eine Woche dauert, bis du alles im Brief stehen hast, was reinsoll, dann dauert es eben so lange!

Dann feiere Abschied von deinem bisherigen Migräne-Bild: Was möchtest du mit deinem Wut-Brief machen? Verbrennen und die Asche in einen Fluss oder ins Meer streuen? In ein Kästchen legen, im Garten vergraben und in fünf Jahren wieder lesen? Auf dem Brief rumtrampeln und ihn lautstark beschimpfen? Das kann ruhig ein total bekloppter, hollywoodreifer Abschied sein, erlaube dir das hier. Das ist ein großer Schritt, und genau so darf er sich auch anfühlen!

Gönne dir nach diesen Schritten eine Pause. Lass alles in dir nachwirken. Was hat es mit dir gemacht? Wenn du bereit dafür bist, mache mit dem nächsten Lösungsschritt weiter.

Schreibe nun einen Glücksbrief an deine Migräne und erkläre ihr ganz ernsthaft, wieso du es verdient hast, in Zukunft glücklicher zu sein, als du es jetzt bist! Male dir ganz genau aus, wie das aussehen kann.

Versuche dir vorzustellen, dass deine Migräne in deinem glücklichen Leben immer wieder mal vorbeikommt. Denn das wird sie. Wie schaffst du es, dich in deiner glücklichen Zukunft trotzdem gut mit ihr zu arrangieren? Vielleicht findest du einen Deal mit ihr? Vielleicht besucht sie dich ja gar nicht mehr so oft in deiner glücklichen Zukunft? Und wenn sie dann kommt, ist es nicht mehr so schlimm? Lass dir hier Zeit, das sind neue Gedanken, die erst einmal in dir reifen dürfen.

Lies dir deinen Brief von deinem glücklicheren Zukunfts-Ich noch einmal durch. Nun überprüfe ihn auf negative Formulierungen und ersetze sie durch neutralere!

Suche abschließend einen schönen Platz für dein glückliches Zukunfts-Ich. Wo möchtest du den Brief platzieren? Ich habe Menschen kennengelernt, die sogar kleine Altare dafür gebastelt haben. Alles ist möglich!

Diese Übung ist nicht besonders kompliziert, sie kann aber sehr tief gehen und ordentlich Emotionen freisetzen. Positive und negative. Wenn du dich noch nicht recht an diese Übung rantraust oder sie dir zu aufwendig ist, dann kannst du dich dem ganzen Thema aber auch anders nähern: Kannst du präzise sagen, was dich glücklich macht? Ganz genau? Warum ich das frage? Ich erkläre das mal anhand meiner Klientin Caro.

Beispiel aus der Praxis:
Caros* neuer Blick aufs Glück

Caro kam zu mir und wollte ihre Migräne loswerden. Dabei wurde schnell klar, dass sie generell mit ihrem Leben unzufrieden war. Sie fühlte sich in ihrem Job nicht wertgeschätzt

---

* Name hier und nachfolgend geändert

und unter Druck. Auch privat gab es Baustellen. Glück hat sie schon lange nicht mehr empfunden. Als ich sie aber fragte, wie sich Glück denn anfühlen würde, wusste sie es ganz genau. Sie konnte es richtig in ihrem Körper spüren und strahlte beim bloßen Gedanken daran das allererste Mal von einem Ohr zum anderen. Ihr wurde klar, dass ihr dieses Gefühl sehr fehlte. Als ich sie fragte, was sie denn glücklich machen würde, überlegte sie lange. Dann zählte sie stockend einige Dinge auf, die sie sich wünschte und von denen sie glaubte, dass sie sie glücklich machen würden. Der Haken war, dass sie bisher keines dieser Dinge besaß. Das machte sie so traurig, dass sie zu weinen begann. Sie verstand, dass das Teil ihres Problems war. Ich half ihr, ihre Trauer zu verarbeiten, dann machten wir uns gemeinsam daran, nach Dingen in ihrem Leben zu suchen, die bereits vorhanden waren und die sie glücklich machten. Es gab eine ganze Menge davon, Caro hatte sie bisher nur nicht wahrgenommen. Wir hielten außerdem fest, was sie langfristig glücklich machen würde und wie sie Schritt für Schritt dorthin gelangen konnte.

Nach dem Coaching änderte sich ihr Umgang mit dem Thema Glück grundlegend. Heute sehe ich Caro häufig strahlend. Sie hat gelernt, sich über winzige Kleinigkeiten zu freuen, und hat damit einhergehend auch ihren Umgang mit ihrer Migräne nachhaltig verändert.

Sich mit dem Thema Glück zu beschäftigen, kann eine sinnvolle Abzweigung auf deiner Schmerz-Reise sein. Häufig ist es sogar eine Abkürzung! Zu dieser Erkenntnis bin ich auch auf meinem eigenen Weg gelangt und habe mich aus diesem Grund als Glückscoach ausbilden lassen. Das Problem mit Glück ist und bleibt, dass es oft winzig klein und blitzschnell wieder vorüber ist. Achte also gut darauf, deine Glücksmomente nicht zu verpassen, gerade im fordernden Migräne-Alltag!

Jetzt bist du dran. Nenne doch einmal spontan fünf Sachen, die dich heute glücklich gemacht haben. Und wie ging das? Wenn du merkst, dass es dir schwerfiel, dann empfehle ich dir, Glück mit dieser Methode regelmäßig zu üben. Das geht? Oh ja. Glück kann man üben so wie Geige spielen oder eine neue Sprache. Am leichtesten fällt es, wenn du dir jeden Tag die gleiche Uhrzeit für diese kurze Reflexion aussuchst. Hilfreich ist es außerdem, das Ganze mit einem bereits bestehenden Ritual zu verbinden, das dein Hirn automatisch abspult. Zum Beispiel mit dem allabendlichen Zähneputzen. So vergisst du es auch nicht so schnell. Bestenfalls bildest du beim Aufzählen Hauptsätze wie »Mich hat die Liebeserklärung meines Mannes heute glücklich gemacht«. Bloß keine relativierenden Nebensätze nachschieben, warum das eigentlich doch gar nicht so toll war, und so damit beginnen, das Erlebnis zu problematisieren. Zum Beispiel, dass dein Mann dir das viel öfter sagen sollte. Das minimiert dein Glückserleben sofort wieder, und du gibst deinem Geist neues negatives Futter, womit er sich beschäftigen kann. Klare Ansage also: Streich die negativen Nebensätze.

Schärfe deine Glücks-Wahrnehmung

Eine der wichtigsten Erkenntnisse beim Thema Glück war für mich, dass ich mir erst einmal die Erlaubnis geben musste, auch Kleinigkeiten als Glück zu empfinden. Ich hatte Glück zuvor immer mit den großen Meilensteinen meines Lebens in Verbindung gebracht, von denen ich später meinen Enkeln erzählen könnte. Das Problem ist leider nur, dass weder ich noch die meisten anderen Menschen es mit reihenweise epischen Meilensteinen in ihrem Leben zu tun haben. Auf diese Weise hatte ich mein Glück selbst auf einige wenige Momente beschränkt. Mein Alltag kam in meiner Glücksrechnung nicht vor. Ich wartete auf das ultimative Glücksgefühl, das diese Bezeichnung auch verdiente. Ein Fehler. Also begann ich damit, mein Denken zu hinterfragen. Konzentrierte ich mich vielleicht auf falsche Aspekte? Ich versuchte mich mehr auf Kleinigkeiten des Alltags zu fokussieren. Doch aller Anfang war schwer. »Hat das Mittagessen mich echt glücklich gemacht?«, dachte ich zweifelnd. Vielleicht betrog ich mich selbst? Woran spürte ich Glück überhaupt? Erstaunlicherweise trug meine Glücksoffensive aber schnell Früchte. Es fiel mir bald leichter, glückliche oder dankbare Momente meines Alltags aufzuzählen. Die fünf Glücksmomente bekam ich oft schon mittags locker zusammen. Das Eichhörnchen vor meinem Fenster, das mir ein Lachen beschert hatte. Die gemeisterte Aufgabe im Job. Ein freundliches Lächeln der alten Dame von nebenan. Das alles geschah zu einem Zeitpunkt, zu dem ich enorme Schmerzen hatte. Durch diese Übung änderte sich mein Fokus. Ich achtete immer mehr auf die guten Dinge in meinem Leben.

Erstaunlicherweise berichten das meine Kunden oft bereits nach einer einzigen Coachingsitzung. Einmal rief mich eine Dame einige Wochen nach unserem Termin an und meinte immer noch nachhaltig bewegt, dass sie sich nicht erklären könne, warum sie sich bis jetzt niemals ihre migränefreien Tage aufgeschrieben habe. Es waren immer nur die schmerzhaften Tage gewesen, die es wert waren, notiert zu werden. Eine bemerkenswerte Beobachtung. Wie wäre es mit einem zweiten Kalender, in den du nur deine migränefreien Tage einträgst? Da wäre dann auch Platz für Glücksmomente und mehr. Den Fokus auf Glück zu legen, ist machbar. Auch für dich.

4.3. P²: Perfektionist & Pausenverweigerer

Wir Migränebetroffene unterscheiden uns in so vielen Dingen. Eine Sache, die mir aber an den meisten meiner Kunden auffällt, ist, dass sie fast ausnahmslos sehr hohe Ansprüche an sich selbst haben. Ich behaupte, es sind überdurchschnittlich häufig Menschen, die perfektionistischer sind als die Mehrzahl der Menschen da draußen. Viele von ihnen gehen sehr kritisch mit sich selbst um. Natürlich ist es möglich, dass dieser Eindruck täuscht, da nur bestimmte Menschen mit Migräne den Weg zu mir finden. Perfektionismus an sich birgt aber schon Potenzial für jede Menge Probleme. Und er geht mit einem enormen Energieverlust einher. Deshalb darf dieser Punkt beim Thema Energiehaushalt nicht fehlen.

Vermutlich schätzen viele Chefs Mitarbeiter sehr, die zu Perfektionismus neigen. Der Grund liegt auf der Hand. Diese Mitarbeiter geben immer mehr, als sie eigentlich müssten. Dazu benötigen sie oft nicht mal viel Antrieb von außen. Der Anspruch auf Perfektion kommt aus ihnen selbst heraus. 100 % ist noch lange nicht genug. Ich weiß, wovon ich rede, ich tendierte früher in vielen Dingen ebenfalls zum Perfektionismus. Bis ich irgendwann schmerzhaft feststellen musste, dass ich damit die Latte selbst immer höher legte und mein Körper nicht mehr bereit war, darüberzuhüpfen. Damit bin ich kein Einzelfall. Studien belegen außerdem einen Zusammenhang zwischen Perfektionismus und Krankheiten wie Burnout und Depressionen.[15] Perfektionismus scheint also ungesund zu sein.

Eines der Probleme beim Perfektionismus ist, dass sich Menschen in deinem Umfeld wahnsinnig schnell daran gewöhnen, dass du deine Aufgaben immer großartig machst. Sie halten das schnell für deine normalen 100 %. Dass es eigentlich immer 200 % sind, die du gibst, kriegen sie nicht mit. Wie auch, denn du beschwerst dich vermutlich nur selten? Wenn dein Körper dann mal streikt, reagiert die Außenwelt dementsprechend verwundert. Ein anderes und noch schwerwiegenderes Problem ist, dass es den Zustand des Perfekten gar nicht oder immer nur für einen sehr kurzen Zeitraum gibt. Um Perfektion zu erreichen, sind unfassbare Kraftanstrengungen nötig. Äußerst ungünstig im Hinblick auf unseren Migräne-Energiehaushalt. Das Letzte, was wir wollen, ist unnötig Energie zu verpulvern!

Gib dir Zeit für Auszeiten. Sehr viel.

Mit dem Problemkind Perfektionismus kommt oft auch dessen Geschwisterkind Pausenverweigerer um die Ecke. Wer Perfektionist ist oder dazu tendiert, findet Pausen oft überflüssig oder hat vermeintlich keine Zeit, sie sich zu nehmen. Und ja, Pausen halten auf. Aber sie bringen dir auch viel ein. Für mich sind Pausen wie erfolgreiche Aktien. Ich zahle dafür, bekomme im Gegenzug aber ein Vielfaches wieder! Nur dass sie weniger risikoreich als ein Börsengeschäft sind. Klingt nach einem guten Deal, oder? Beide Male spielt jedoch der richtige Zeitpunkt eine wichtige Rolle. Wenn du zu spät verkaufst, minimiert sich dein Gewinn. Wenn du zu spät Pause machst, wirst du gezwungen sein, eine noch viel längere Pause einzulegen, um dich wirklich zu erholen.

Wie erkenne ich aber den richtigen Zeitpunkt, um zu pausieren? Wenn ich nicht mehr kann? Ja, bestenfalls aber schon vorher. Ich gebe meinen Kunden mit Migräne für den Anfang als grobe Formel mit, dass sie sich fünfmal mehr Pausen einplanen sollen, als sie glauben zu benötigen. Das ist eine sehr hohe Zahl, das ist mir bewusst. Meiner Erfahrung nach kommt dieses Verhältnis aber relativ gut hin. Wieso so viel? Viel hilft viel. Und das ist wortwörtlich gemeint.

Die meisten Menschen haben Probleme, sich zu entspannen, abzuschalten. Das ist kein Knackpunkt, der allein Menschen mit Migräne betrifft. Die meisten von uns denken, dass man sich nur genauso lange entspannen muss, wie man Stress hatte, und dann sei man wieder in Balance. Leider ist das nicht der Fall. Unser Körper ist in der Lage, sehr schnell hochzufahren, blitzschnell in den Kampf- oder Fluchtmodus zu schalten.[16] Das sichert uns Menschen seit Jahrtausenden das Überleben. Wir können wegrennen oder kämpfen, kurz gesagt: Wir können alles tun, um zu verhindern, dass wir sterben. Unser Entspannungsmodus ist dagegen erst mal weniger wichtig. Deshalb fahren wir nur gaaaanz langsam wieder runter. Wenn wir uns nie entspannen, ist das zwar auf Dauer gesundheitsschädlich und kann ebenfalls tödlich enden, aber eben nicht so unmittelbar, wie von einem Auto angefahren oder von einem wilden Tier gefressen zu werden. In solchen Momenten müssen wir sofort da sein und haben keine Zeit nachzudenken, wie wir am besten reagieren. Deshalb laufen diese Prozesse komplett automatisiert in uns ab. Nach einem stressigen Ereignis ist vorgesehen, dass wir uns im Anschluss ausruhen, um unserem Körper Zeit zu geben, alle Systeme wieder zu normalisieren. Und das dauert. Diese Zeit aber geben wir unserem Körper heutzutage meist nicht mehr.

Hinzu kommt, dass unser Ausruhen oft kein echtes Ausruhen ist. Wir schauen hier und da aufs Handy oder daddeln auf dem PC. Dadurch bekommt unser Körper ständig neue Impulse, die uns wieder aus dem Entspannungsmodus reißen. So braucht unser Körper noch länger zum Entspannen, als er eh schon benötigt, oder er entspannt sich gar nicht mehr richtig.

Wer etwas leisten will, braucht Pausen

Ein Mensch mit Migräne braucht mehr Pausen als ein Mensch, der nicht von Migräne betroffen ist, und auch dem fällt das Pausenthema oft schwer. Kaum jemand findet erzwungene Auszeiten passend. Noch unangenehmer ist es allerdings, wenn man im Umfeld der Einzige zu sein scheint, der so viele Breaks benötigt! Das zu akzeptieren, ist oft schwer. Viele Pausen zu brauchen, wird häufig als nicht leistungsstark genug wahrgenommen. Und das ist für viele Menschen immer noch ein No-Go. Wenig zu leisten, ist grundsätzlich nichts, worauf man stolz ist. Haben doch die meisten von uns als Kinder gelernt, dass man sich anstrengen muss im Leben, um später auch etwas zu erreichen. Dass es dagegen gesund ist, sich viele Pausen zu gönnen, um seine Leistungsfähigkeit zu erhalten, das haben wohl die wenigsten von uns als Kinder mit auf den Weg bekommen. Und noch weniger, auf den eigenen Körper zu hören, wenn er eine Pause braucht. Die meisten von uns können die Sprache ihres Körpers nicht wirklich lesen oder ignorieren sie schlichtweg. Gegen Gähnen hilft dann halt ein Kaffee. Abends fallen wir todmüde auf die Couch und wundern uns, warum wir beim Fernsehen jedes Mal einschlafen. Dabei hätten wir den Tag über zahlreiche Pausen benötigt, auf die uns unser Körper auch hingewiesen hat.

Beim Thema Energiehaushalt stoße ich in Kundencoachings häufig auf Glaubenssätze, die so intensiv verinnerlicht wurden, dass sie allein oft nur schwer aufzulösen sind. Wenn ich zum Beispiel unterbewusst glaube, dass ich keine Pause machen darf, weil sich sonst mein soziales Umfeld von mir abwendet, da es mich für faul halten könnte, werde ich mir auch nicht so viele Kurz-Auszeiten gönnen, wie ich sie eigentlich benötigen würde. Häufig stecken Ängste dahinter wie weniger geliebt zu werden, seinen Job zu verlieren oder ein schlechtes Vorbild für sein Kind zu sein. In diesem Fall kann man so viel Yoga machen, wie man will, all das wird nicht so recht zum Erfolg führen, da man seinen eigenen Energiehaushalt unterbewusst selbst boykottiert. Häufig präsentieren mir solche Klienten eine lange Liste von Entspannungstechniken, die sie schon erlernt haben. Und dennoch sei ihre Migräne unverändert heftig und präsent. Sollte das bei dir auch so sein, kann ein blockierender Glaubenssatz dahinterstecken. Es lohnt sich also, in dich hineinzuhorchen, um solchen hemmenden Negativbotschaften auf die Spur zu kommen.

Kleines Pausencoaching

Ich behaupte, jeder Mensch kann es schaffen, mehr Pausen in seinen Alltag einzubauen. Egal, wie viel Zeit er hat. Die Frage ist eher, was man überhaupt unter Pausen versteht. Zählt eine Minute mit einem Kaffee in der Hand als Pause? Nein? Und wenn du in dieser Minute gar nichts tust, außer die Wärme der Tasse zu spüren und in langsamen Schlucken den Kaffee zu genießen? Eine Minute, in der die Welt stillsteht und in der es nur dich und die leckere Tasse Kaffee gibt. Ist das dann eine

Pause? Aus Sicht deines Systems behaupte ich: Ja. Du gibst deinem Hirn in dieser Minute Zeit für einen kleinen Check-up. Ordnet es Gefahren gerade richtig ein? Muss es weiter hochfahren, oder kann es den Befehl geben zu entspannen?

Natürlich ist mehr immer besser. Aber wenn du nur lange Pausen als richtige Pausen ansiehst, wirst du eventuell nur sehr wenige machen. Und sie vielleicht sogar als nervig erleben. Kleine kurze Pausen dagegen können kleine Ruheinseln sein, die du ganz ohne schlechtes Gewissen immer wieder in deinen Alltag einbauen kannst. Einige Dinge lohnt es sich dabei zu beachten:

✓ **Verteidigung:** Verteidige deine Pausen wie ein Löwe! Es tut sonst keiner für dich. Als Mensch mit Migräne bist du ganz besonders auf Pausen angewiesen, um dich gesund und fit zu halten. Lass dir da von keinem reinreden. Du kennst deinen Körper am besten.

✓ **Grundeinstellung:** Pausen machen dich besser, nicht schlechter! Du wirst danach bessere Lösungen für Probleme finden und konzentrierter arbeiten können!

✓ **Pausenarten:** Vieles kann eine Pause sein, es kommt nur darauf an, wie du es bewertest. Selbst eine Minute ruhig atmen kann eine Ruheinsel sein. Vielleicht magst du dir eine Liste machen mit Dingen, die dir guttun und die du zum Beispiel sichtbar an deinem Arbeitsplatz anbringst? Das können einfache Dinge sein, wie ein Stück Schokolade genussvoll zu essen. Du wirst sehen, dir werden viele großartige Dinge einfallen, die dir manchmal im Stress nicht mehr in den Sinn kommen. Deshalb ist es hilfreich, sie dir aufzuschreiben, aufzumalen oder als Sticker aufzukleben. Bestenfalls verbindest du Dinge miteinander, die dir guttun. Zum Beispiel kannst du dir angewöhnen, dass du jedes Mal, bevor du aufstehst und zur Kaffeemaschine gehst, fünf ruhige Atemzüge nimmst. Aber auch eine Runde albern herumzuspringen und dabei dein Lieblingslied zu summen, kann dei-

nem Hirn Erholung bieten. Sei kreativ und finde heraus, was
dir Freude macht.

✓ **Dauer:** Lieber oft und kurz als sehr selten und lang! Ich
weiß, ich habe eben erklärt, dass beim Thema Pausen viel
auch viel hilft. Und ja, lange Pausen sind großartig, aber
nur, wenn du sie auch machst! Im Alltag funktioniert das
leider nicht immer so, wie man möchte, lange Pause können sogar zusätzlichen Terminstress auslösen. »Ich muss
ja noch Pause machen!«, ist der falsche Ansatz. Eine Pause
sollte etwas Schönes sein und nichts, was erledigt werden
muss. Wenn du merkst, dass du lange Pausen nur mit Mühe
in deinen Alltag integriert bekommst, dann mache lieber
viele kurze! Diese summieren sich. Und dein Körper lernt
so, immer wieder innezuhalten. Das verschafft dir Freiraum.

✓ **Planung:** Wenn größere Projekte in deinem Terminplan stehen, dann darfst du parallel größere Pausenzeiten gleich
mit eintragen. Glaub mir, du wirst sie brauchen. Das betrifft
auch schöne Projekte, denn Dinge, die uns Freude bereiten,
benötigen ebenfalls Energie! Die Klassiker hier: Reisen und
Urlaub. Auch in diesem Fall bitte Pausen zusätzlich drauf-
rechnen! Das kann so aussehen, dass du vor und nach dem
Urlaub jeweils ein oder zwei Tage Auszeit zum Ankommen
und Erholen einkalkulierst. Das Migränehirn braucht Zeit,
Erlebtes zu verarbeiten, bevor es Raum für Neues hat. Ich
habe mich jahrelang gefragt, was mit mir nicht stimmt, weil
offenbar keiner außer mir im Urlaub ständig Pausen benötigte. Heute weiß ich, dass jede neue Location viele neue
Reize bedeutet. Mein Hirn ist also extrem beschäftigt und
benötigt viel Energie dafür.

✓ **Input-Stopp:** Achte darauf, dass du dich in Pausen wirklich
erholst und dir nicht neuen Input holst, der dich Energie
kostet. Gerade wenn du sehr sensibel bist, kann es sein, dass
dich Pausen mit anderen Menschen eher anstrengen. Ich
bin jahrelang mit meinen Kollegen essen gegangen, bis mir
irgendwann auffiel, dass alle nach der Pause richtig erholt

waren. Nur ich nicht. Das lag an vielen Dingen: der großen Kantine, vielen Menschen, dem hohen Lautstärkepegel, vielen Gerüche, zu vielen Gesprächen mit unterschiedlichen Themen. Es war ein Reiz-Potpourri, das ich mit meinem Mittagessen aufnahm. Dadurch konnte ich weder in meiner Pause entspannen, noch kam ich dazu, mich zu fragen, wie es meinem Körper gerade ging. Ich ging ab da nur noch in Zweier-Konstellationen essen. Häufig nahm ich mein Mittagessen auch mit an die frische Luft und machte ganz allein einen Spaziergang. Das tat mir enorm gut, und ich spürte, wie ich danach mit viel mehr Kraft ins Büro zurückkehrte.

✓ **Bestehende Hirnverbindungen nutzen:** Manchmal können wir uns Pausen noch viel leichter machen, als wir denken, indem wir bestimmte Mechanismen unseres Hirns für uns arbeiten lassen. Unser Gehirn strebt danach, Energie zu sparen, und wählt aus diesem Grund alte Pfade, die es schon kennt, anstatt ständig neu und kompliziert zu denken. Ich habe mir das früher immer zunutze gemacht, wenn es im Büro drunter und drüber ging. Ich rollte dann meine Yogamatte dort aus. Jedes Mal, wenn ich sie auspackte, war ich blitzschnell entspannt. Das lag nicht an den Übungen, die ich darauf machte. Teils lag ich nur fünf Minuten mit geschlossenen Augen darauf, während um mich herum der Trubel weiterging. Genau genommen waren das nicht die besten Voraussetzungen für eine entspannte Pause. Ich hatte zu diesem Zeitpunkt aber viel Yoga in meinem Leben gemacht, deshalb verband mein Gehirn die Haptik der Matte direkt mit dem Befehl »Runterfahren!«. Es war grandios, ich musste gar nichts machen, nur darauf liegen. Solche Verbindungen gibt es auch in deinem Hirn, und du kannst sie für dich nutzen!

✓ **Entspannungs-Transfer:** Wann und wo entspannst du dich am besten? Was gibt es dort für Sinneseindrücke? Wenn dich der Nordseeurlaub im letzten Jahr so wunderbar entspannt hat, dann frage dich, was du damit verbindest. Welche Gerüche, Geschmäcker oder Geräusche erinnern dich an die Nordsee und zaubern dir direkt ein Lächeln ins Gesicht? Wie kannst du das auf deine Arbeit übertragen und dort für dich nutzen? Vielleicht ist es die Muschel auf deinem Schreibtisch, in der du noch das Meer rauschen hören kannst? Jedes Mal, wenn du Erholung im Job benötigst, kannst du sie dir schnappen und dich zwei Minuten wegträumen. Oder ist es das Foto von dir und deinen Liebsten am Strand? Das Meeresrauschen, das du in deiner Musikbibliothek auf deinem Handy immer dabeihast? Es könnte sogar das Fischbrötchen sein, das du dir in der Kantine gönnst. Sei kreativ, es gibt so viele Möglichkeiten, deinen Körper beim Entstressen zu unterstützen.

✓ **Schwierigkeiten:** Wenn du es partout nicht schaffst, im Alltag an deine Pausen zu denken, können dich Apps oder ein Achtsamkeitskurs dabei unterstützen. Den zahlen mittlerweile auch viele Krankenkassen. Damit erlernst du unter anderem, deine Körperwahrnehmungen besser einzuordnen und Pausen zu genießen.

Sei unperfekt und wunderbar!

Bei der Umsetzungsproblematik von Pausen begegnet mir in meinen Coachings auch immer wieder das bereits angesprochene Thema Perfektionismus. Ich habe Menschen mit Migräne kennengelernt, deren Perfektionismus bis hin zu ihrer Pausenplanung reichte! Selbst dabei wollten sie alles perfekt machen. Genau wie bei ihrer Migräneprävention im Allgemeinen. Das muss bei dir gar nicht so sein, vielleicht aber kannst du eine solche Tendenz bei dir erkennen. Vielleicht hast du das Gefühl, alles besonders vernünftig machen zu müssen, und verspürst einen hohen inneren Leistungsdruck. Vielleicht denkst du auch, du müsstest alles besonders gut machen, gerade weil du Migräne hast.

Es ist aber ja so: Perfektion ist eine Illusion. Du kannst sie also, ob Migräniker oder nicht, niemals dauerhaft erreichen.

Du vergeudest kostbare Zeit damit. Perfektionismus ist ein Zeitfresser. Wenn du es schaffst, ihn zu reduzieren, räumst du dir sofort enorme Kapazitäten frei. Du hast plötzlich die Freiheit, Dinge ganz anders und dennoch gut zu machen! Zum Beispiel Pausen einzulegen und auch wirklich zu genießen! Leider spiegelt uns insbesondere die Social-Media-Welt, dass Perfektion immer noch erstrebenswert ist. Perfekte Fotos, perfekte Körper, perfekte Leben. Augenscheinlich. Nur sind das alles Momentaufnahmen. Gefilterte Momentaufnahmen. Du siehst nur das, was du auch sehen sollst. Du bist jedoch nicht weniger liebenswert, nur weil du nicht perfekt bist, weil du Migräne hast oder irgendetwas nicht zu 100 % machst. Das ist Quatsch. Fall da nicht drauf rein. Die Adjektive liebenswert und perfekt haben ungefähr so viel gemeinsam wie der Mond und dein Supermarkt um die Ecke. Ich glaube sogar, dass Perfektion das Liebenswerte mindert. Es sind die kleinen Fehler und Makel, die Menschen und Dinge interessant machen. Und es ist manchmal wiederum Schmerz, der Großes, beinah Perfektes, mit erschaffen kann.

Nehmen wir Frida Kahlo als Beispiel. Eines der Lebensthemen der weltberühmten Malerin war Schmerz. Dieser war eng mit ihrem gesamten Schaffen verbunden. Als junge Frau wurde Frida in einen Unfall verwickelt und schwer verletzt. Danach war sie für mehrere Monate ans Bett gefesselt. An diesem eher unüblichen Ort startete Fridas Karriere, denn dort lernte sie zu malen. In ihrem weiteren Leben litt sie unter starken Schmerzen, welche sie auch in ihren ausdrucksstarken Bildern zum Thema machte. Ihr Umgang mit Schmerz war erstaunlich und in jeder Hinsicht kreativ. Es gibt Fotos, auf denen sie im Bett liegend ihr Torso-Korsett bunt bemalt. Zu einer ihrer Vernissagen ließ sie sich im Krankenbett bringen, denn sie sah nicht ein, sich von ihrem Handicap davon abhalten zu lassen. Die Schmerzen schienen ihre Schwäche zu sein. Doch Frida machte daraus ihre Stärke. Sie fand durch sie zu ihrer Berufung. Fridas

Bilder hängen heute in vielen Häusern dieser Erde. Auch in meiner Wohnung ist sie mit einem Druck präsent. Als stete Inspiration, was für ein großartiges, unperfektes Leben man trotz Schmerzen führen kann! Was ich damit sagen will: Tu, was immer du für dich als richtig erachtest, aber denke bitte nicht, dass du perfekt sein musst, um liebenswert zu sein oder Großartiges leisten zu können! Oder dass dein Schmerz dich daran hindern könnte.

Der Wurzel des Perfektionismus auf der Spur

In den meisten Fällen, die ich kennenlernen durfte, war in puncto Perfektionismus ein geringes Selbstbewusstsein Teil des Problems. Die Idee dahinter war oft: »Wenn ich etwas perfekt mache oder perfekt bin, dann mache ich nichts falsch.« Damit schütze ich mich als Betroffener vor möglichen Angriffen von außerhalb. Leider geht diese Rechnung in der Realität nicht wirklich auf. Da es kaum perfekte Ergebnisse gibt, klafft eine Lücke im Sicherheitswall. Zudem ist die Arbeitsweise von Perfektionisten meist sehr zeitintensiv. Dies kann zum Beispiel im Job für Ärger sorgen, wenn der Kollege viel schneller arbeitet und nicht versteht, wieso der andere länger braucht. Du kannst dir vielleicht vorstellen, wie viel emotionalen Stress eine derartige Konstellation auslösen kann.

Für mich als Coach ist wichtig, dem tieferen Grund für den Wunsch nach Perfektionismus auf die Spur zu kommen: Angst, sich angreifbar zu machen. Nicht gut genug zu sein. Häufig spielen soziale Faktoren eine Rolle. Wenn ich als Kind zum Beispiel immer alles richtig machen musste und andernfalls bestraft wurde, dann erscheint es meinem Hirn logisch, dieses Verhalten auch als Erwachsener beizubehalten. Aber es sind nicht nur frühkindliche Prägungen allein, die hier wirken.

Tatsächlich verändert sich unser Hirn ein Leben lang. Viele Menschen glauben, dass die Entwicklung des Hirns spätestens mit der Volljährigkeit abgeschlossen ist. Mittlerweile weiß man aber, dass unser Hirn in der Lage ist, sich noch bis ins hohe Al-

ter zu verändern, um stets auf neue Anforderungen reagieren
zu können. Man nennt diese Fähigkeit Neuroplastizität. Sie ermöglicht uns, Dinge wirksam zu verändern. Mache dir klar, dass
Perfektionismus ein Luxus ist, den du dir als Migräne-Clubmitglied nicht leisten kannst. Eine Gewohnheit also, die sich verändern lässt! Sonst büßt du viel zu viel Energie ein, die du an
anderer Stelle dringend benötigst.

4.4. Nein zu Energieräubern

Ja zu sagen, ist so viel schöner als Nein. Es klingt einfach besser. Es wirkt freundlicher. Man bekommt positive Reaktionen darauf. Stimmt das? Manchmal. Und ein Nein? Das klingt
egoistisch und miesepetrig. Als wenn man nicht helfen wollte.
Nein ist schlicht kein schönes Wort. Diese Aussagen treffen
natürlich nicht immer zu, aber ich habe das jahrelang so gesehen. Deshalb habe ich lieber oft Ja gesagt. Mit dieser Strategie landete ich allerdings fast im Burn-out. Ich kann sie also
keinem empfehlen. Es war für mich zwar auf den ersten Blick
leichter, Ja zu sagen, da ich so Konflikten aus dem Weg gehen
konnte, letztlich kostete es mich aber viel Kraft. Es war Energie, die ich nicht für mich verwendete, sondern die zumeist in
andere Menschen oder andere Projekte ging. Meine Art, Ja zu
sagen, ruinierte offenbar meinen Energiehaushalt. Dabei ging
es gar nicht darum, dass ich an sich Ja sagte, sondern dass ich
dies wahllos tat. Ich brauchte lange, um zu lernen: Ein geziel-
tes Nein an der richtigen Stelle hilft mir, meinen Energiehaushalt zu schützen. Heute sehe ich das als wichtige Aufgabe an,
um meine Gesundheit zu erhalten! Natürlich stoße ich auch
nach vielen Jahren immer wieder an Grenzen, aber mir fallen heute viele Dinge viel leichter als früher. Und ich finde
Lösungen, wie ich mit Problemen konstruktiv umgehen kann.
Im Alltag schaffe ich es so sehr gut, meinen Energiehaushalt
auszubalancieren.

Dennoch gibt es auch bei mir stressige Situationen, in denen mein Gleichgewicht durcheinandergewirbelt wird. Dieses Buch zu schreiben, gehörte definitiv dazu. Trotzdem hatte ich während der Schreibphase keine einzige Attacke. Das ist damit zu erklären, dass ich vorab alles tat, um sicherzustellen, dass ich in dieser Zeit möglichst viel Energie für mein Projekt haben würde. Sämtliche Energieräuber mussten draußen bleiben! Das ist für mich gelebte Migräneprävention. Ohne jahrelange Arbeit an mir selbst wäre ich jedoch sicher nicht in der Lage gewesen, meine Grenzen in dieser Weise zu ziehen, und hätte vermutlich dauerhaft Migräne gehabt, anstatt zu schreiben.

Ja zu dir – statt zu allem und jedem

Ich steckte selbst in einem jahrelangen Jasage-Dilemma. Ich brachte mich damit im Übrigen selbst in die verzwicktesten Situationen. Wie oft war ich gezwungen, Dinge wegen Migräne wieder abzusagen, weil ich es vorher nicht geschafft hatte, Nein zu sagen! Irgendwann musste ich mir eingestehen, dass mir das in den meisten Fällen von Anfang an klar gewesen war. Ob es nun das Großkonzert mit 40 000 Menschen betraf, zu dem ich doch so gern wollte, oder der spontane Wochenend-Trip mit Freunden nach Amsterdam … Ich wusste vorab, dass diese Masse an Reizen nur unter bestimmten Bedingungen für mich verarbeitbar war. Mit sehr vielen Erholungsphasen vorab und danach konnte ich solche Unternehmungen realisieren. Doch wenn ich keine ausreichende Erholung sicherstellen konnte, stieg mein Migränerisiko immens. Dann musste ich meiner Gesundheit zuliebe Nein sagen. Das fiel mir lange Zeit wahnsinnig schwer.

Mit diesem Thema bin ich nicht allein. Und du auch nicht, falls du dich hier wiedererkennst. In meinen Coachings lerne ich viele Menschen mit Migräne kennen, die solche Probleme ebenfalls gut kennen. Ich höre oft Sätze wie »Ich kann das mit dem Neinsagen nicht so gut«. Viele glauben, dass Nein sagen etwas ist, das man von Haus aus beherrscht oder nicht. Das kann tatsächlich so sein. Ich habe Freunde, denen geht ein Nein so charmant und locker von den Lippen, dass es mich immer wieder fasziniert. Das konnten sie als Kinder schon. Dann gibt es die, die genau das als Kinder nicht gelernt haben, sondern ermutigt wurden, lieber Ja zu sagen. Und dann gibt es wieder andere, die zwar zu einem Nein ermutigt wurden, es aber dennoch nicht gern sagen. Das ist auch eine Frage der Persönlichkeit. Egal, wie sich das bei dir verhält, es ist in jedem Fall auch noch bis ins späte Alter möglich, ein sauberes Nein zu erlernen. Viele Menschen haben dabei allerdings Angst vor unangenehmen Konsequenzen. Dabei muss Nein sagen kein Drama nach sich ziehen. Ein Nein kann respektvoll und freundlich geäußert werden. Nein zu sagen, ist vor allem eines: dein Recht! Allerdings musst du natürlich wissen, wie du es am besten anstellst. Ich jedenfalls musste üben, bis ich es konnte. Doch es lohnte sich: Die positiven Auswirkungen auf meinen Energiehaushalt waren spektakulär.

Übung: Wie leicht fällt es dir, Nein zu sagen?

Lies dir folgende Aussagen durch und beantworte sie aus dem Bauch heraus mit ja oder nein.

- ✓ Das Wohlergehen anderer ist mir sehr wichtig.
- ✓ Ich leiste gern Hilfe, wenn ich kann.
- ✓ Mein Umfeld schätzt mich für meine Hilfsbereitschaft.
- ✓ Mich selbst wichtig zu nehmen, fällt mir schwer.
- ✓ Ich kann Menschen schlecht etwas abschlagen.
- ✓ Ich erledige oft Aufgaben, für die sich sonst keiner findet.

Wie oft hast du mit einem Ja geantwortet? Je häufiger, desto höher die Wahrscheinlichkeit, dass Neinsagen ein Thema bei dir ist.

Eine ordentliche Portion Selbstliebe bitte!

Ich will ehrlich mit dir sein: Nein zu sagen sorgt nicht automatisch für weniger Migräne. Aber es hilft dir, deinen Energiehaushalt effektiver zu schützen. Je besser du für dich und deine Bedürfnisse einstehen kannst, umso besser für deine innere Balance. Ich gehe sogar so weit zu sagen: Es ist dein Job, Nein zu sagen, um dich und deine Gesundheit zu schützen. Das hat nichts mit Egoismus zu tun, das ist Selbstliebe.

Das Wort bezeichnet einen gesunden, liebevollen Umgang mit sich selbst. Auf Englisch selfcare genannt. Klingt irgendwie gleich cooler als Selbstliebe, oder? »Selbstliebe klingt so weltfremd«, sagte mir jemand während meiner Recherche zum Buch. Sich auf Deutsch selbst zu lieben, ist also nicht alltagstauglich? Diese Einstellung beschäftigte mich. Es implizierte, dass es weitaus Wichtigeres gäbe als Selbstliebe. Das sei philosophisches Aufplustern, mit dem man sich auseinandersetzen könne, wenn gerade Zeit dazu sei. Aber nicht im normalen Alltagsgeschehen, wenn man gerade die Kinder von der Kita abholen oder die Präsentation fertigstellen müsse. Für mich stellt sich das gegenteilig dar. Selbstliebe ist sehr wohl alltagstauglich. Sie ist sogar existenziell wichtig! Wie soll ich im stressigen Alltag gesund bleiben, wenn ich mich selbst nicht liebe und auf mich achte? Das kann nicht klappen. »Nee, Selbstliebe ist so ein Ego-Ding!«, versicherte mir jemand anders. »Es geht immer nur um einen selbst, und alle anderen sind egal!« Auch das fand ich eine interessante Perspektive. Und auch hier sehe ich es andersherum. Selbstliebe beinhaltet nicht nur einen achtsamen Umgang mit meiner Person und meinen Bedürfnissen, sondern auch mit denen anderer Menschen. Die Idee dahinter funktioniert wie die Sauerstoffmasken im Flieger: Erst sich selbst mit Sauerstoff versorgen, dann den anderen helfen. So und nicht anders funktioniert das Prinzip. Egoistisch dagegen wäre es, jemand anderem die Sauerstoffmaske wegzuschnappen und danach keinem im Flieger zu helfen, obwohl man es könnte.

Wenn ich nicht in meiner Kraft bin, dann habe ich auch keine übrig, um für andere Menschen da zu sein. Wenn jemand anderer dies dennoch von mir verlangt, ist das für mich egoistisch motiviert. Der andere erwartet von mir, dass ich seine Bedürfnisse befriedige, unabhängig von meinem Befinden. An dieser Stelle würde ein Nein guttun. Das wäre sicherlich nicht so schwer, wenn wir es nicht auch an Menschen richten müssten, die uns am Herzen liegen. Natürlich gibt es auch Personen, die uns nicht besonders nahestehen, doch auch hier kriegen wir unser Nein schlecht über die Lippen. Am allerschlimmsten ist aber die Fraktion, die ein Nein nicht akzeptiert. In dem Fall kann es in der Tat schwierig werden. Damit sind wir beim Thema menschliche Energieräuber angelangt.

Schütze dein Kraftreservoir

Es gibt Menschen, die tendieren dazu, anderen Menschen Energie abzuziehen. Das machen sie meist unbewusst. Sie akzeptieren keine Grenzen, nehmen sich zu viel heraus, bedrängen dich womöglich. Häufig fällt es diesen Menschen sehr leicht, Nein zu sagen. Sie akzeptieren dies aber im Gegenzug nicht bei dir und umgeben sich bevorzugt mit Personen, denen es wiederum schwerfällt, anderen etwas abzuschlagen. Jeder, der ungern Nein sagt, ist in vielerlei Hinsicht ein Geschenk für sein Umfeld. Er übernimmt Aufgaben, die sonst keiner machen will. Er macht Komplimente, schenkt seine Zeit und Aufmerksamkeit insbesondere demjenigen, der diese gerade braucht oder immens einfordert. Menschliche Energieräuber sind sehr gut darin, ihre Bedürfnisse geltend zu machen. Auch wenn ihnen das gar nicht immer bewusst ist. Wenn es ihnen nicht gut geht, rufen sie dich zum Beispiel an und laden stundenlang ihre Probleme bei dir ab, ohne nach deinen Bedürfnissen zu fragen. Wenn du anbietest, einen Salat für die Party zu machen, dann sollst du auch noch drei Stühle und eine Suppe mitbringen. Wenn du den kleinen Finger hinhältst, nehmen sie grundsätzlich den ganzen Arm, wenn du sie lässt.

Ich kenne solche Situationen ebenfalls und reagierte oftmals sehr getroffen. Ich fühlte mich ausgenutzt. Bis ich verstand, dass solche Menschen meist kein klares Gefühl für die Grenzen des anderen haben. Gerade deshalb ist es so wichtig, ihnen den eigenen Raum klar aufzuzeigen. Wenn du viele solcher Menschen in deinem Leben hast und nicht gut Nein sagen kannst, dann wird dein Energiehaushalt über kurz oder lang darunter leiden. Natürlich sollst du jetzt nicht lauter Freunde aus deinem Leben werfen. Aber es macht Sinn, dich mit dem Thema aktiv zu beschäftigen.

Erstaunlicherweise führt dies bei vielen Menschen von allein zu einer Art natürlichen Selektion ihres sozialen Umfelds. Beginnt man häufiger Nein zu sagen, lassen menschliche Energieräuber oft von einem ab und schauen sich bald nach anderen Opfern um, um ihre Bedürfnisse zu befriedigen. Wie das mit dem stressfreien Nein nun funktioniert, zeige ich dir jetzt. Dabei helfen können drei einfache Regeln.

3 Neinsage-Regeln:

✓ Ein unsicheres Nein erhöht die Chance auf Gegenwehr. Du kannst noch so gut schauspielern, die meisten Menschen durchschauen instinktiv, wenn du dir bei etwas unsicher bist. Deine Körperhaltung, Mikromimik und Stimmfrequenz verraten dich. Damit machst du dich angreifbar. Dein Gegenüber wird also eher nachhaken. Bereite dich in solchen Fällen sauber vor. Notiere dir vorab deine stärksten Argumente. Wenn du dazu keine Zeit hast, suche die Toilette auf, um dir Zeit zum Nachdenken zu verschaffen! Bloß kein voreiliges Ja vergeben!

✓ Versuche bei deinem Nein auf der rein inhaltlichen Ebene zu bleiben und vermeide Emotionalität.

✓ Sage Nein und liefere höchstens eine Begründung. Je mehr Gründe du für ein Nein nennst, umso stärker vermittelst du den Eindruck, dass du dich rechtfertigst. Das musst du nicht, außerdem kann es die Gegenseite ermutigen, genauer nachzufragen, und führt dich in eine eventuell emotionale Diskussion. Vergiss niemals: Nein – ist ein vollständiger Satz!

Grenzen ziehen lernen

Dieses Vorgehen funktioniert mit Freunden und Familie häufig gut, anders kann es aussehen, wenn zum Beispiel dein Chef ein Energiefresser ist. Hier kann ein starkes Nein unangenehme Konsequenzen nach sich ziehen. Deshalb solltest du dir sicher sein, wo deine Grenzen überhaupt verlaufen. Wann ist es nötig, ein Nein zu riskieren, weil andernfalls dein Energiehaushalt bedroht wäre, und wann ist eine Situation noch tolerierbar? Viele Menschen, die schlecht Nein sagen können, sind sich jedoch genau in dem Punkt unsicher. Dabei fühlt im Grunde jeder Mensch klar und deutlich seine inneren Stoppzeichen. Nur haben viele von uns gelernt, diese zu ignorieren. Die bewusste Wahrnehmung der eigenen Grenzen lässt sich jedoch wieder stärken. Wenn du das Gefühl hast, das könnte auch dein Thema sein, dann lade ich dich nachfolgend ein, gemeinsam mit mir die nachfolgende Übung zu machen.

Übung: Deine Grenzen kennenlernen

Schließe deine Augen und mache es dir bequem.
Stelle dir vor deinem inneren Auge vor, wie du mit einem Stift deiner Wahl einen Kreis um deine Füße zeichnest. Das ist dein persönlicher Bereich, der Kreis stellt deine Grenze dar. Du kannst den Kreis auch noch in Gedanken mit Blumen schmücken, ihn mit Gold ansprühen oder mit einem kuscheligen Teppich deiner Wahl auslegen. Gestalte ihn so, dass dieser Raum sich sicher für dich anfühlt! Wenn du ihn als zu klein empfindest, lege ihn größer an. Es ist allein deine Entscheidung, wie es dort aussieht und wie es sich darin anfühlt.

Denke nun an einen dir besonders unangenehmen, menschlichen Energieräuber. Stelle dir vor, wie er über deine gedachte Grenze in deinen Bereich tritt. Welche Empfindungen löst das in dir aus? Emotionale? Körperliche? Wie kannst du sie wahrnehmen? Beschreibe deine Reaktionen ganz genau.

Erlaube dir, den Energieräuber in deinen Gedanken in seine Schranken zu weisen. Vielleicht möchtest du ihn aus deinem Kreis nach draußen schubsen? Vielleicht willst du ihn anbrüllen? Er kann dir nichts anhaben. Was würdest du mit ihm tun, wenn alles erlaubt wäre?

Überprüfe danach, wie nah der Energieräuber vor deinem Bereich stehen darf. Was fühlt sich für dich richtig an? Was ist zu nah? Wie weit weg von dir sollte erstehen? Auch 50 Meter und weiter sind in Ordnung. Lasse allein dein Gefühl entscheiden. Wann sind deine Körperempfindungen, deine Gefühle neutral oder sogar ganz entspannt? Erst dann steht der Energieräuber richtig!

Diese Übung kannst du bei Menschen, die dich viel Kraft kosten, immer wieder praktizieren. Damit schärfst du die Wahrnehmung deiner Körperempfindungen, die dir klar sagen, was sich gut anfühlt und was nicht. Wenn dein Körper jemanden weit von sich wissen möchte, dann hat das einen guten Grund. Ich streite in solchen Fällen nicht mehr mit meinem Körper, er irrt sich in der Regel nicht. Ich versuche stattdessen, den Energiefresser (möglichst galant) weit von mir entfernt zu halten.

Insbesondere sensible Menschen haben meiner Erfahrung nach oft das Bedürfnis nach viel Raum um sich herum. Wenn sie sich diesen nie zugestanden haben oder er ihnen seit frühester Kindheit verwehrt wurde, fällt es ihnen oft umso schwerer, sich ihn im Erwachsenenleben auch zu nehmen. Doch das ist Übungssache. Ganzheitlich unterstützend kann hier Körperarbeit wirken. Je bewusster du dich selbst spüren kannst, umso schneller merkst du, wenn jemand deine Grenze überschreitet, und kannst hier gegensteuern. Möchtest du dich mit diesem Thema gern näher beschäftigen, dann lege ich dir Kapitel 5 ans Herz.

4.5. Praxiscoaching: Das Energierad

Du bist jetzt vielleicht neugierig geworden, in welcher Verfassung sich dein eigener Energiehaushalt befindet. Tatsächlich kann man das sehr gut selbst für sich testen und sichtbar machen! Ich habe dazu eine einfache Übung entwickelt, die du hier im Buch ausfüllen kannst. Oder du schnappst dir ein Blatt Papier und überträgst das Ganze entsprechend. Das geht ebenfalls blitzschnell und erlaubt es dir, die Übung jederzeit zu wiederholen. Bereit? Dann mache jetzt auf einen Blick sichtbar, wo deine Energieräuber sitzen! Sorge vorab dafür, dass du 15 Minuten ungestört bist und dich ganz auf die Übung konzentrieren kannst.

Energiespender:
Wir starten mit den positiven Seiten, der Habenseite deines Energiehaushalts. Du startest mit einem Kreis, den du mit »Energiespender« überschreibst. Du hast 100 % zur freien Verfügung, die du nun auf verschiedene Lebensbereiche aufteilst. Als würdest du eine Torte in Stücke schneiden. Die Größe eines Bereichs bemisst sich daran, wie viel Energie er dir spendet: Familie, Beruf, soziales Umfeld, Hobbys und Herkunftsfamilie. Was dir viel Energie gibt, bekommt viele Prozente. Was dir wenig gibt, einen entsprechend geringeren Anteil.

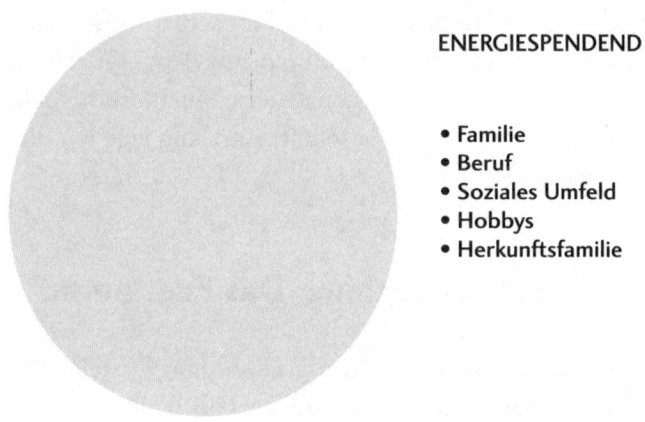

ENERGIESPENDEND

• Familie
• Beruf
• Soziales Umfeld
• Hobbys
• Herkunftsfamilie

Manchmal ist diese Aufgabe gar nicht so leicht zu lösen, da wir es nicht gewohnt sind, unsere Lebensbereiche auf diese Weise zu gewichten. Nimm dir für diese Übung deshalb so viel Zeit, wie du benötigst. Sei dabei ehrlich mit dir, ohne dich selbst zu korrigieren, weil das Ergebnis gefühlt ein schlechtes Bild abgeben würde. Je näher du bei der Wahrheit bleibst, umso mehr kann dir diese Methode helfen.

Variante: Falls die Kategorien für dich so nicht stimmig sind, lassen sie sich mühelos anpassen. Die Rubrik Familie kannst du zum Beispiel unterteilen in Kinder und Partnerschaft. Wenn du zwei Jobs hast, kannst du zwei eigene Bereiche aus dem entsprechenden Feld machen. Achte nur darauf, dass du nicht zu viele Kategorien aufmachst, da das Ganze sonst zu unübersichtlich wird. Der Begriff Herkunftsfamilie bezeichnet dabei die Familie, in die du hineingeboren wurdest oder bei der du aufgewachsen bist. Auch hier kannst du die Option wählen, die für dich am meisten Sinn macht.

Unten siehst du ein Beispiel, wie ein ausgefülltes Energierad aussehen kann. Das ist der energiegebende Kreis meiner Kundin Diana[17]. Dein Kreis kann so oder ganz anders aussehen. Es gibt kein Richtig und kein Falsch.

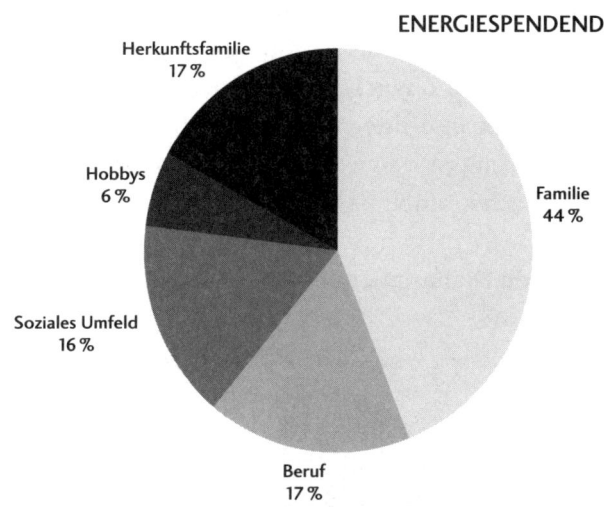

Energieräuber:

Du wiederholst das Ganze nun mit einem neuen Kreis. Dieses Mal widmest du dich der negativen Seite. Beim Energieräuber-Kreis verteilst du deine Prozente danach, was dir wie viel Energie nimmt. Wie stark erschöpft dich der Bereich, wie stark sind negative Gefühle und Stress dort vorhanden? Gönne dir auch hier Zeit und belege den Kreis so, dass es sich wirklich richtig für dich anfühlt. Verteile deine 100 % wieder auf die verschiedenen Bereiche.

Es kann sein, dass sich bei diesem Kreis negative Gedanken oder dein schlechtes Gewissen melden. Das geht sehr vielen Menschen so. Besonders häufig kommen Zweifel auf, wie etwa die Familie zu verraten, sobald man sie als energiezehrend einordnet. Wir lernen zumeist, dass, wenn man jemanden liebt, man alles für diesen Menschen tut. Dass das aber auch mal anstrengend ist, wird dabei meist nicht mit eingepreist. Tatsächlich empfindet jeder von uns seine Familie mal als anstrengend. Das heißt nicht, dass du deine Familie weniger liebst. Wenn du drei Stunden am Stück mit deinen Kindern um die Wette rennst, dann kostet dich das Energie, egal, wie sehr du sie auch vergötterst.

Deshalb: Fülle den Kreis möglichst ohne emotionale Wertung aus. Siehe es eher als Art Energiebilanz, die du dir nun wie ein Buchhalter anguckst, um Körper, Geist und Seele auf Dauer gesünder und fitter zu machen. Du tust das allein für dich, und du musst deine Aufzeichnung niemandem zeigen und keine Rechenschaft darüber ablegen.

Hier siehst du Dianas Energieräuber-Rad als Beispiel:

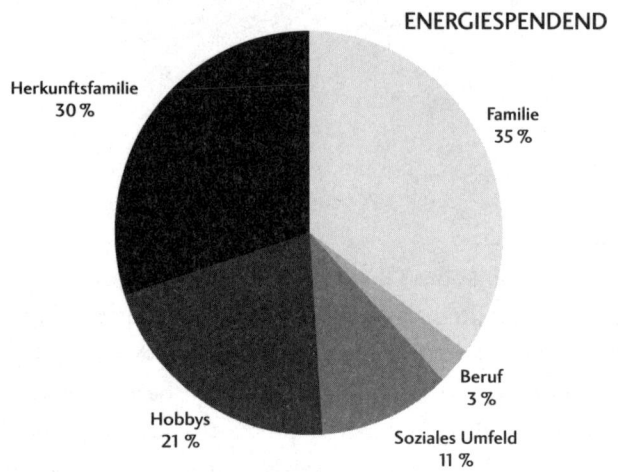

Auswertung:

Nun kommt der spannende Teil! Aus jedem Kreis allein kannst du nur grobe und unvollständige Tendenzen ableiten. Klarer siehst du, wenn du deine beiden Energieräder nebeneinanderlegst und sie miteinander vergleichst. Normalerweise sollten die einzelnen Teile deiner Kreise jeweils circa gleich viel Energie geben wie verbrauchen. Wenn dein soziales Umfeld dir zum Beispiel 10 % Energie gibt, dann sollte es möglichst auch nur ca. 10 % deiner Energie verbrauchen. Ich spreche in so einem Fall von einem ausbalancierten Energiehaushalt. Den hat übrigens kaum einer von uns, ganz einfach, weil das Leben so nicht funktioniert. Mal sind es ein paar Prozent mehr, mal weniger. Man hat immer in einem Bereich mehr Stress als in einem anderen, daher wird dort auch mehr Energie benötigt. Es geht also um grundsätzliche Gewichtungen. Interessant wird es, wenn Zahlen deutlich voneinander abweichen. Genau hier findest du wichtige Hinweise darauf, wie du deinen Energiehaushalt künftig besser ausbalancieren kannst!

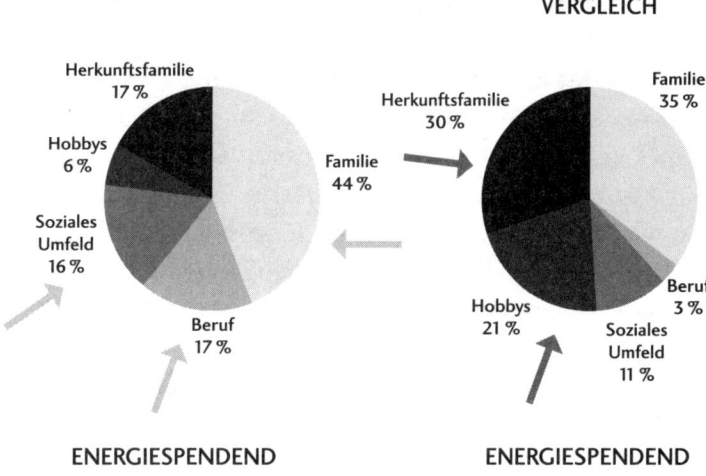

Energiespender: In unserem Beispiel fällt auf, dass es im Beruf offenbar super läuft. Wenn du die beiden Kreise miteinander vergleichst, wird klar: Der Beruf gibt viel mehr Energie (17 %), als er nimmt (nur 3 %). Das lässt vermuten, dass dort alles in Butter ist oder er zumindest keinen Stress erzeugt. Auch im familiären und im sozialen Umfeld ist alles im Lot, denn es herrscht ein Plus an Energie, die Bereiche verbrauchen weniger Energie, als sie geben. Wo kannst du bei dir solche Energiegeber finden? Markiere dir den Bereich mit einem grünen Pfeil oder male ihn grün an!

Energieräuber: Hier wird es nun richtig interessant. In unserem Beispielkreis kannst du erkennen, dass im Bereich Herkunftsfamilie irgendetwas nicht stimmt. Es wird sehr viel

Energie benötigt (30 %) und nur etwas mehr als die Hälfte daraus gezogen (17 %). Solche enormen Unterschiede sind ein
typischer Hinweis auf einen echten Energieräuber. Noch auf-
fälliger ist der Bereich der Hobbys. Es gibt eine Negativ-Ab-
weichung von 15 %. Anscheinend fressen die Hobbys sehr viel
Energie, werden aber nicht als energiespendend empfunden.
Wo kannst du bei dir solche Energieräuber finden? Markiere
dir den Bereich mit einem roten Pfeil oder male ihn rot an!

Was das Ergebnis mit deiner Migräne zu tun hat

Du kannst mit dieser kleinen Übung sehr schnell überprüfen,
wie es gerade um deinen Energiestatus und deine Energie-
Balance bestellt ist. Wenn du auf starke Energieräuber stößt,
dann lohnt es sich, dort genauer hinzuschauen und an diesem Punkt zu arbeiten. Deine Migräne könnte damit in Zusammenhang stehen, so wie das in meinem Fallbeispiel auch
zutraf.

Ich habe bewusst dieses ausgewählt, weil der Vergleich der
beiden Kreise ein Spiegelbild einer vorliegenden Migräne-
Problematik war. Eine Konstellation, die häufig zu finden ist.
Mit ihrer Herkunftsfamilie lag die Klientin im Streit wegen
einer Erbstreitigkeit. Ihre diversen Hobbys machten ihr zwar
Spaß, aber es waren körperlich sehr anstrengende darunter.
Das war schlicht zu viel für sie. Ihre Migräneattacken waren
in der Vergangenheit überdurchschnittlich häufig im Zusammenhang mit ihrer Herkunftsfamilie und ihren Hobbys auf-
getreten. Das war der Kundin bis dato nicht klar gewesen.
Du erinnerst dich: Alles, was sehr viel Energie verbraucht,
kann dauerhaft dazu beitragen, Migräne auszulösen. Für mich
war damit klar: Wenn meine Kundin ihre familiären Probleme
anginge und die Ausübung ihrer Hobbys entsprechend an-
passte, müsste sie wesentlich mehr Energie zur Verfügung haben. Das sollte helfen, ihre chronischen Migräneattacken zu
reduzieren. Und genauso war es! Nach mehreren Coachings,
in denen wir an diesen Themen arbeiteten, hatte die Klien-

tin ihre Migräneattacken um über 70 % reduziert. Das ist kein Einzelfall. Dieses Vorgehen funktioniert bei den allermeisten meiner Klienten.

4.6. Praxiscoaching: Deine persönliche E-Liste

Mit der vorangegangenen Übung hast du einen kleinen Eindruck bekommen, wie komplex dein Energiehaushalt aufgestellt sein kann und wie verschiedene Verhältnismöglichkeiten der einzelnen Felder wirken können. Jetzt möchte ich dich dazu einladen, deinen Energiehaushalt so auszutarieren, dass du mit mehr Balance zu mehr Kraft und damit zu einer Linderung deiner Attacken kommst. Was benötigst du also, damit du dich gut und kraftvoll fühlst? Damit das Leben leicht und weniger anstrengend ist? Zur Orientierung siehst du nachfolgend eine Energiehaushalt-Säule mit repräsentativen Beispielen. Diese sollen dir Inspiration sein, müssen für dich aber nicht alle zutreffen.

ENERGIEHAUSHALT

Schlaf

Pausen

Ernährung

Hobbys

Sinnhaftigkeit

soziale Eingebundenheit

Energieräuber

Me-Time

Grenzen wahren

Sport

Schlaf: Schlaf hat einen enormen Einfluss auf unseren Energiehaushalt. Der Körper regeneriert in dieser Zeit und verarbei-

tet Erlebtes. Weißt du, wie viele Stunden Schlaf du benötigst,
damit du dich gut fühlst? Was beeinflusst deinen Schlafrhyth-
mus? Was willst du vor dem Zubettgehen lieber lassen und
stattdessen tun? Solltest du schlecht schlafen, kann auch der
Gang zu einem Schlafmediziner lohnend für dich sein. Wie
auch immer, das Thema Schlaf ist entscheidend für eine wirksame Migräneprävention.

Pausen: Regelmäßige Pausen zu machen, ist unerlässlich für
dein Migränehirn. Wie viele machst du bisher und wie viele
willst du in Zukunft machen? Was kannst du aktiv tun, um dieses Ziel zu erreichen? Wie kannst du es dir leichter machen,
Pausen auch tatsächlich zu leben? Finde Herangehensweisen,
die zu dir und deinem Alltag passen.

Ernährung: Welche Nahrungsmittel schenken dir Energie
und welche nehmen dir welche? Nach welchem Essen geht
es dir richtig gut? Woran merkst du das? Wie äußert sich es,
wenn dein Körper Nahrung braucht? Diese Faktoren sind wichtig, um deinen Energiehaushalt auch im Ernährungsbereich zu
verstehen und frühzeitig reagieren zu können.

Hobbys: In der Freizeit ist endlich Raum für Dinge, zu denen
man sonst nicht kommt. Bestenfalls bringen sie Freude und
spenden Energie. Sind sie dagegen zu kraftraubend, wirkt sich
das negativ auf deinen Energiehaushalt aus. Welches Hobby
tut dir gut und welches kannst du nur betreiben, wenn du dich
in deiner Kraft fühlst? Gibt es Hobbys, von denen du glaubst,
dass sie dir guttun würden und die du zukünftig ausprobieren
möchtest?

Sinn im Leben: Keinen rechten Sinn in seinem Tun zu erleben, ist für viele Menschen sehr bedrückend. Tatsächlich kann
dies enorm Energie nehmen und echte Lebenskrisen auslösen.
Sinnhaftigkeit spendet uns Kraft zum Weitermachen. Auch bei
der Migräneprävention ein absoluter Pluspunkt! Sinnstiftend
kann dabei vieles wirken, seien es Kinder und Familie, ein er-
füllender Job, ein tolles Hobby oder ein spiritueller Impuls, der
dich antreibt. Was füllt dein Leben mit Sinn?

Soziale Eingebundenheit: Fantastische Energiespender können Familie und Freunde sein. Oder aber sie erweisen sich als das genaue Gegenteil. Es ist in jedem Fall wichtig, dir diese Konstellationen anzuschauen und für dich zu klären, wer dir guttut. Und wer nicht. Das kann dich darüber hinaus auch bei deiner Triggersuche unterstützen, wenn du zum Beispiel immer in Bezug auf dieselbe Personenkonstellation Migräneattacken erleidest.

Energieräuber meiden: Was anstrengend ist und Energie nimmt und was nicht, kann von Mensch zu Mensch sehr unterschiedlich sein. Laute Geräusche, viele Impulse, übergriffige Menschen – die Liste ist lang. Jeder von uns kennt bestimmte Dinge, die ihn stark beanspruchen oder sogar erschöpfen. Welche sind das für dich? Insbesondere wenn Energieräuber kombiniert auftauchen, wird es knifflig. Welche Kombinationen kennst du in deinem eigenen Leben, und wie möchtest du zukünftig mit ihnen umgehen?

Grenzen setzen: Fehlende oder zu spät gesetzte Grenzen können deine Energiereserven blitzschnell zur Neige gehen lassen. Mache dir klar, wo deine Grenzen verlaufen und was du benötigst, um diese ganz entspannt zu wahren. Wenn sehr viel deiner Energie in der Verteidigung deiner Grenzen steckt, dann sollte dieses Thema bei deiner Migräneprävention ganz oben stehen. Deine Grenzen zu wahren, sollte möglichst wenig Stress verursachen. Was benötigst du, um zu diesem Punkt zu kommen?

Me-Time: Gezielt Zeit mit dir selbst zu verbringen, kann eine sehr sinnvolle Entscheidung sein. Es bietet die Chance, wieder Kraft zu tanken und dir selbst wieder näherzukommen. Zeit für ein Hinhören, was eigentlich gerade in dir los ist. Unabhängig vom Trubel des Alltags und deinen sonstigen Pflichten. Wo findest du Zeit für dich selbst? Welcher Ort, welche Tätigkeit unterstützt dich dabei? Zu diesem Thema findest du in Kapitel 6 vertiefende Informationen.

Sport: Sport ist wichtig für den Körper und unseren Geist. Allerdings ist es für Menschen mit Migräne häufig schwer, die richtige Balance zu finden. Weißt du bereits, was der richtige Sport für dich und deinen Energiehaushalt ist? Oder weißt du immerhin, was auf keinen Fall für dich funktioniert? Um diesen Punkt werden wir uns in Kapitel 5 noch eingehend kümmern.

Wie sieht deine ideale E-Liste aus?

Nun hast du einige Beispiele kennengelernt, welche Bausteine deinen Energiehaushalt in welcher Weise positiv (und auch negativ) beeinflussen können. Er selbst ist wie das Leben volatil und ändert sich ständig. Aber wie müsste er bestellt sein, damit du zu 100 % in deiner Kraft bist? Wohlwissentlich, dass dieser Zustand selten bis nie erreichbar ist, ist es dennoch wichtig, ihn zu visualisieren! Dabei müssen nicht alle Faktoren in jeder Phase gleich relevant sein. Es gibt Zeiten, in denen ich zum Beispiel weniger Pausen benötige als in anderen. Auf das Gesamtmodell greife ich insbesondere in denjenigen Momenten zurück, in denen ich zu spüren beginne, dass ich grundsätzlich nicht in Balance bin oder sie zu verlieren drohe.

ENERGIEHAUSHALT	
Schlaf	wie lang, wie regelmäßig, womit (z.B. Schlafbrille, Ohrenstöpsel), Partner, welche Einschlafrituale
Pausen	wie oft, wie lang, wo am liebsten, Erinnerungshilfe, z.B. Timerfunktion
Ernährung	wie oft, wann, welche Nahrungsmittel, Ergänzungsmittel, Getränke, Snacks für zwischendurch
Hobbys	wie oft pro Woche/Monat, was muss dafür gegeben sein
Sinnhaftigkeit	Wo ist dir das wichtig, was löst das in dir aus?
soziale Eingebundenheit	Welche Menschen tun dir gut und wieso, welche Gruppen, wie oft?
Energieräuber	Welche Kombinationen sind ein absolutes No-Go (z.B. laute Restaurants und Menschen)?
Me-Time	wie oft, wo am liebsten, wie lang, was machst du dann, z.B. Meditation, Friseur, Spaziergang
Grenzen wahren	in welchen Situationen wichtig, wie spürst du deine Grenzen, wie wahrst du sie
Sport	wie oft, welche Sportarten, wo, mit wem, wie motivieren

Fülle nun deine Energiesäule so gut du kannst. Wenn dir später weitere Ideen kommen, trage sie hier ein!

ENERGIEHAUSHALT

In einem zweiten Schritt kannst du auch noch weitergehen und dir Möglichkeiten notieren, wie du einen ausgewogenen Energiehaushalt in Zukunft sicherstellen willst. Was kannst du jeweils tun, was vielleicht lernen, das es dir noch leichter macht, ihn auszubalancieren? Taste dich mit dieser Übung näher an die Beschaffenheit deines Kräftereservoirs heran. Je genauer du hierfür ein ganz persönliches Gefühl entwickelst, umso besser für deinen Migräne-Alltag.

5. Die T. E. K. E.®-Methode:
K wie Körperarbeit

Zugegeben, Körperarbeit klingt nach Arbeit. Natürlich hätte ich für die dritte Säule meines T. E. K. E.®-Modells einen weniger abschreckenden Namen vergeben können. Doch ich habe mich bewusst für diesen entschieden. Den Begriff Arbeit verwende ich im Sinne von sich mit etwas auseinandersetzen. Nämlich mit dir selbst und deinem Körper. Was er auf physischer Ebene benötigt und wie er seine Bedürfnisse bemerkbar macht. Dein Körper ist Teil deiner Migräne und sollte deswegen auch Anteil an deiner Lösung haben. In diesem Kapitel beschäftigen wir uns mit Möglichkeiten, wie wir unserem Körper wieder näherkommen können. Ihm vertrauen lernen können. Und wie wir ihn unterstützen können, möglichst entspannt zu funktionieren. Vielleicht wirkt sich dies nicht gleich am nächsten Tag positiv auf deine Migräne aus. Es kann aber ein wichtiges Puzzleteilchen sein.

Ich habe jahrelang versucht, meine Migräne nur durch mentale Strategien zu verändern. Das hat durchaus funktioniert, aber ich kam nicht umhin zu verstehen, dass ich auch körperliche Themen hatte, die meine Migräne beeinflussten. Verspannungen, Fehlbelastungen, Stress, der sich über die Jahre auch körperlich manifestiert hatte. Diesen Themen musste ich auch auf der Ebene begegnen, auf der sie stattfanden.

Das beobachte ich bei vielen meiner Klienten: Das Ignorieren der körperlichen Ebene funktioniert nicht dauerhaft. Wenn wir sie jedoch in unsere Migräneprävention integrieren, kommt unser Gesamtsystem wieder ins Fließen. Kurz gesagt die K-Säule kann als Kitt-Material fungieren. Sie verbindet auch die anderen Elemente wieder miteinander. In diesem

Kapitel wird es um Themen wie Sport, Physiotherapie und weitere Techniken gehen, die dir dabei helfen, körperliche Verspannungen zu lösen. Ich stelle dir einige Methoden vor, die du vielleicht noch nicht kennst, und lade dich wieder ein, auszuprobieren, was zu dir passt.

5.1. Wenn der Körper »Schluss jetzt« sagt

Wenn ein guter Freund sagt, dass es jetzt reicht und wir mal halblang machen sollen, hören wir vielleicht noch hin. Beim eigenen Körper nehmen wir es meist nicht so genau. Wenn der anklopft, reicht das bei vielen Menschen noch lange nicht als Signal. Ich behaupte, viele Migränebetroffene hören erst auf ihren Körper, wenn es nicht mehr anders möglich ist, also kurz vor 12 oder später. Bei mir war es später. Allerdings ist das auch nicht verwunderlich, denn mal ehrlich, hast du als Kind gelernt, auf deinen Körper zu hören und ihn ernst zu nehmen? Wenn ja, dann bist du wohl einer der wenigen. Die meisten Menschen lernten das nie und sollen es als Erwachsene dann plötzlich können. Deshalb haben auch die wenigsten Ahnung, was sie mit Schmerz anfangen sollen. Was macht man mit dem? Die erste Reaktion ist meist: »Der soll weg!« Dann folgt der Gang zum Arzt oder in die Apotheke. Medikamente sollen helfen oder eine Operation, die das Problem richtet. Das funktioniert in vielen Fällen auch sehr gut. Ist dem nicht so, bleibt der Schmerz also oder kehrt er wieder, beginnt die Sache schon schwieriger zu werden. Dass Schmerz verschiedene Ebenen hat, die weit über das rein Körperliche hinausgehen, gehört nicht zum Common Sense. Wird man selbst jedoch von wiederkehrenden Schmerzen geplagt, kommt man aus meiner Sicht nicht umhin, diese enge Sicht auf die Dinge zu weiten und das eigene Schmerzverständnis zu hinterfragen. Das gehört für mich ebenso zum Thema Körperarbeit wie neuartige Therapien. Meiner Erfahrung nach gibt es dabei vier verschiedene Ebenen, auf denen sich Schmerz äußern kann.

✓ Körperlicher Schmerz
✓ Körperlicher Schmerz, der zu emotionalem Schmerz führt
✓ Emotionaler Schmerz
✓ Emotionaler Schmerz, der zu körperlichem Schmerz führt

Unter der ersten Ebene, dem körperlichen Schmerz, verstehe ich Schmerz im herkömmlichen Sinne. Stellen wir uns vor, du hast dir bei einem Unfall deinen Arm gebrochen. Du kannst ihn danach nicht mehr so bewegen wie vorher und hast Schmerzen.

Die zweite Ebene beinhaltet körperlichen Schmerz, der über kurz oder lang emotionalen Schmerz verursacht. Stell dir vor, du verlierst wegen dieser Verletzung und der sich daraus ergebenden Einschränkung deinen Job. Das kann wiederum negative Gefühle wie Angst oder Trauer nach sich ziehen, weil du nun vielleicht nicht mehr weißt, wie du deine Wohnung bezahlen sollst.

Genau genommen hat der körperliche Schmerz vorerst nichts mit den emotionalen Schmerzen zu tun. Dennoch beginnt dein Hirn die verschiedenen Aspekte des Schmerzes miteinander in Verbindung zu setzen. Du schimpfst auf deinen nicht mehr funktionierenden Arm, der dir alles verdirbt. Dein emotionaler Schmerz verstrickt sich hier mit deinem körperlichen. Auf deine Migräne bezogen kann diese Ebene von Belang sein, wenn du sehr viel Schmerz erlebst und du irgendwann beginnst, auch mental darunter zu leiden.

Die dritte Ebene, der rein emotionale Schmerz, ist dagegen klarer und den meisten von uns gut bekannt. Als Beispiel kannst du an eine Trennungssituation denken, die dich sehr traurig gemacht hat.

Zu guter Letzt gibt es die vierte Ebene: emotionaler Schmerz, der körperlichen Schmerz nach sich zieht. Hier fordert dich eine Situation emotional derart, dass dein Körper beginnt, sich über Schmerzsignale bemerkbar zu machen. Um beim Beispiel der Trennungssituation zu bleiben, könnte das dein Ex-Freund sein, der seine Sachen bei dir abholen will. Allein der Gedanke daran löst eventuell Bauchschmerzen, also körperliches Leiden, bei dir aus. Diese Ebene kann dir ebenfalls beim Thema Migräne begegnen, wenn du an den Trigger emotionalen Stress denkst: Emotionaler Schmerz kann realen körperlichen Schmerz in Form von Migräne nach sich ziehen.

Außer bei Ebene eins ist es für Außenstehende oft schwer einzuschätzen, auf welcher Schmerzebene sich jemand befindet. Selbst Experten benötigen dazu neben Wissen viel Zeit. Generell gilt: Die Schmerzebenen können einander bedingen wie gezeigt, sie müssen es aber nicht tun. Hier ist immer der individuelle Blick gefragt. Auch der deine auf dich selbst. Beobachte das einmal ganz genau. Was bewirkt in deinem Fall was?
Eine Ebene ist bei chronischen Migränikern meiner Erfahrung nach jedoch immer zu finden: Ebene zwei. Körperlicher Schmerz wirkt sich bei dauerhaften Schmerzen gezwungenermaßen irgendwann psychisch aus. Das verdeutlicht auch, warum mancher Gang zum Hausarzt nicht unbedingt von Erfolg gekrönt sein muss. Die Behandlung der körperlichen Ebene ist eben nur ein Teil der Lösung. Auch die psychischen Blockaden wollen gelöst sein. Hier eignen sich Psychotherapeuten, Heilpraktiker für Psychotherapie und gut ausgebildete Coaches als Begleiter.

Wenn der Schmerz das Ich schluckt

Mein Schmerzverständnis lässt sich nicht nur auf Migräne, sondern auch auf viele andere Erkrankungen übertragen. Schmerz funktioniert immer gleich. Die damit verbundenen Gefühle und die dadurch ausgelösten Probleme sind jedoch von Mensch zu Mensch unterschiedlich. Es gibt keinen Katalog, den man einfach abhaken könnte. Ein Satz von Betroffenen, der mir rund ums Thema Schmerz aber regelmäßig begegnet, lautet: »Ich fühl nur noch Schmerz.« Ich kenne das von mir selbst. Wenn der Schmerz so viel Raum einnimmt, tritt das eigene Ich scheinbar dahinter zurück. Irgendwo bist du natürlich noch, mit denselben Eigenschaften und Fähigkeiten, die du immer schon hattest, doch manchmal kannst du dich vor lauter Schmerz kaum noch spüren. Das führt wiederum dazu, dass du auch deine Bedürfnisse nicht mehr ausreichend wahrnehmen kannst. Der Schmerz überdeckt alles. Teils begegnen mir sehr traurige Menschen, die ihr altes Ich schmerzlich vermissen. Das Migräne-Ich wird als schwer und einschränkend empfunden, es fehlt jegliche Leichtigkeit. Dann buddeln wir gemeinsam das alte Ich wieder aus, denn natürlich ist es noch da, selbst wenn die Migräne enorm einschränkend wirkt. Dieses Gefühl der Abgespaltenheit blockiert das Vertrauen in den eigenen Körper. Den Körper, der das eigene Selbst zu verschlucken droht. Eine ursprüngliche und essenzielle Verbindung ist gestört. Auch hier sind wir beim Thema Körperarbeit.

ZENbo®Balance –
deinem Körper wieder vertrauen lernen

Meinen Körper besser verstehen kann ich am besten, wenn ich mich selbst besser fühlen lerne. Nur ist das normalerweise das Letzte, was Menschen mit Schmerzen möchten. Noch mehr davon spüren! Dennoch macht es Sinn. Wenn ich mich selbst wieder bewusster wahrnehme, kann ich klarer zwischen mir und dem Schmerz unterscheiden. Ich kann auch in einer Situation körperlichen Leidens meine Stärken wieder wahrnehmen und mit ihnen arbeiten. Das Vertrauen in den Körper ist da, egal, mit was er gerade zu kämpfen hat. Der Weg dahin führt über die bewusste Stärkung der Verbindung zu dir selbst und deiner Physis.

Es gibt mittlerweile viele Techniken, die an diesem Punkt ansetzen. Eine Methode, die mir und vielen anderen Menschen sehr geholfen hat, heißt ZENbo®Balance. Dabei handelt es sich um ein meditatives Konzept, das den gesamten Körper mit einbezieht. Ich habe es selbst mehrere Jahre unterrichtet und war jedes Mal aufs Neue fasziniert, welche Effekte sich während eines Kurses zeigten. Gerade Teilnehmer mit körperlichen Einschränkungen machten eine erstaunliche Entwicklung durch. Oft schrieben sie mir schon vor dem Kursstart von ihren körperlichen Problemen, weil sie unsicher waren, ob sie den Anforderungen auch gewachsen wären. Die Überraschung war groß, wenn ich ihnen eröffnete, dass der Kurs dann um so mehr für sie geeignet sei. Denn sie würden lernen, die meisten Übungen so für sich anzupassen, dass ihr Körper sie durchführen könne. Viele von ihnen blieben dennoch skeptisch. Sie hatten schließlich jahrelang die Erfahrung gemacht, dass ihr Körper nicht gut genug funktionierte, nicht leistungsfähig war. Genau darum ging es mir. Dass sie von diesem »Blödsinn« wegkamen. Jeder Körper gibt 100 %. Jeden einzelnen Tag. Auch wenn es dir vielleicht oft anders vorkommt. Mit ZENbo®Balance lernten meine Teilnehmer nicht nur das, sondern auch, dass ihr Körper viel mehr konnte, als sie für möglich hielten. Das Geheimnis dabei war: ihn machen zu lassen. Anzunehmen, dass der Körper seinen Weg findet, wenn wir nicht nonstop an ihm rumschrauben. Vertrauen ist das Stichwort. Kopf aus und Körper an. Denn unser Geist ist häufig das viel größere Problem.

»Das sieht bei dir aber viel schöner aus als bei mir!«, sagte mir mal eine Teilnehmerin nach einer ZENbo®Balance-Stunde. Sie war erst Ende 20 und großartig in Form. Die Übungen fielen ihr dementsprechend leicht, dafür schaltete ihr Kopf sich umso mehr ein. »Habe ich das denn richtig gemacht?«, fragte sie. Ich lächelte. »Wie hat es sich denn für dich angefühlt?«, gab ich zurück. Sie überlegte. »Bisschen komisch. Aber gut. Weil ich unsicher war, ob ich es richtig mache. Aber ich hab dann irgendwann einfach mal gemacht. Und ab dann war es schön. Und ich bin jetzt ganz da irgendwie.« Eine 75-jährige Teilnehmerin, die unter einer schweren chronischen Krankheit litt, ging währenddessen langsam nach draußen. Sie strahlte uns an und meinte: »Bis nächste Woche! Ihr könnt euch nicht vorstellen, wie stolz ich gerade auf meinen Körper bin!« Zu Recht. Sie hatte Gleichgewichtsübungen durchgeführt, die sie zwei Wochen vorher noch für unmöglich gehalten hatte. So unterschiedlich diese beiden Frauen in ihren körperlichen Möglichkeiten auch waren, sie beide erlebten die Stunde als wohltuend – und befreiend. Beide kamen die Woche darauf wieder zum Kurs. Weil sie jeweils auf unterschiedliche Art und Weise Vertrauen zu ihrem Körper gespürt hatten und dieses ihnen guttat.

Für viele meiner Teilnehmer war ZENbo®Balance die erste positive Erfahrung mit ihrem Körper seit Jahrzehnten. Das klingt spektakulär, und das war es auch für diese Menschen. Den Körper als etwas zu sich Gehöriges zu erleben, der einem nichts Böses will, kann eine enorm wichtige Erfahrung sein. Immer wieder flossen dabei Tränen.

Wenn der Körper ein Ort ist, wo ich mich zu Hause und sicher fühle, eröffnet das ganz neue Möglichkeiten. Insbesondere bei denjenigen Teilnehmern, die unter Schmerzen litten, veränderte diese Erfahrung im Laufe des Kurses auch ihren Umgang mit Schmerz im Alltag. Ganz wie von selbst. Im Anhang des Buches findest du eine Trainerliste mit ZENbo®Balance-Trainern aus ganz Deutschland. Mittlerweile wird diese Technik auch an vielen Volkshochschulen angeboten.

Natürlich gibt es auch andere Methoden, die dir hier weiterhelfen können. Qigong, mehrere Yoga-Arten, aber auch gleichgewichtsorientierte Sportarten wie Stand-up-Paddling können sich großartig auf dein Körpervertrauen auswirken! Ich kann dich nur einladen, nach dem richtigen Weg für dich zu suchen. Weg vom Anspruchsdenken, dass der Körper mehr leisten muss, hin zum Vertrauen, dass er leistet, was er kann, und das in seinem Tempo. Wenn du oft unter Migräne leidest, kann gerade dieser Ansatz enorm entlastend für dich sein.

5.2. Sport – aber wie?

Wir alle wissen mittlerweile, dass Sport dem menschlichen Körper guttut. Er kräftigt uns und hilft uns, effektiv Stress abzubauen. Bei Menschen mit Migräne kann Ausdauersport sogar präventiv wirksam sein. Das legen zumindest Studien nahe, in denen Betroffene dreimal pro Woche leichten Sport trieben und sich die Häufigkeit ihrer Attacken um fast bis auf die Hälfte reduzierte.[18] Forscher nehmen an, dass sanfter Sport wie ein Entspannungstraining wirkt und unsere Schmerzschwelle positiv beeinflusst. Das ist für uns Betroffene erst einmal eine gute Nachricht. Dennoch gibt es einen Unterschied zwischen Theorie und Praxis – und der macht Sport für viele Menschen mit Migräne zu einem eher schwierigen Thema. Darum soll es in diesem Kapitel gehen.

Ich glaubte als Kind fest daran, dass Sportunterricht allein dazu erfunden worden war, um mich zu quälen! Ich empfand jegliche Sportarten, die mir in meiner Schulzeit begegneten, entweder als zu anstrengend oder als zu frustrierend. Das eine lag darin begründet, dass ich keine gut ausgebildete Muskulatur hatte und schon für Kleinigkeiten enorme Kraft aufwenden musste. Das andere waren fehlende Übung und geringe Frustrationstoleranz. Bei den Bundesjugendspielen bekam ich bis auf ein einziges Mal bloß eine Mitmachurkunde, während viele meiner Freundinnen gewohnheitsmäßig mit einer Sieger- oder sogar Ehrenurkunde nach Hause gingen. Das war mir jedes Mal peinlich, aber ich wusste nicht, was ich dagegen tun sollte. Ich hatte keinen Bezug zu Leichtathletik. Und zu Ballsportarten auch nicht. Genau genommen konnte ich jahrelang nur mit Tanzen etwas anfangen. Damit hörte ich als Teenager auf und verweigerte danach jegliche sportliche Bestätigung. Ich richtete mich mit der Idee ein, dass Sport eben nicht so meins sei. Diese Einstellung begann sich mit Anfang 20 als schwierig zu erweisen. Ich bekam einen dauerhaften Muskelkrampf im Rücken, monatelang plagten mich extreme Schmerzen. Erst als ein befreundeter Arzt Tacheles mit mir redete, verstand ich, dass das mit meiner schwach ausgebildeten Rückenmuskulatur zusammenhing. Er verordnete mir jeden Tag einen Kilometer Rückenschwimmen. Ziemlich viel verlangt! Schwimmen war damals ein rotes Tuch für mich. In meiner Schulzeit galt ich als eine der schlechtesten Schwimmerinnen des gesamten Jahrgangs, und ich erinnere mich an eine Vielzahl sehr peinlicher Situation in diesem Zusammenhang. Dass gerade diese Sportart nun mein Heilmittel sein sollte, kam mir absurd vor. Allerdings hatte ich solche Schmerzen, dass ich alles getan hätte, um sie loszuwerden.

Manchmal muss man sein Glück erst finden

Über ein Jahr lang schwamm ich jeden Tag. Sehr schnell ging es meinem Rücken besser. Und ich machte die überraschende Erfahrung, dass ich eigentlich ziemlich gut im Schwimmen war, mir nur die richtige Technik und Übung gefehlt hatten. Beim Schwimmen entdeckte ich auch das erste Mal ein Gefühl von meditativem Sein. Es gab plötzlich nur noch mich, meinen Körper, die Bahn und das Rauschen des Wassers. Von einem ähnlich meditativen Gefühl beim Sport berichten mir auch viele Jogger. Ich bin heute davon überzeugt, dass durch die regelmäßigen Rechts-Links-Impulse beim Rückenschwimmen und beim Joggen der EMDR-Effekt greift. Generell verarbeiten wir aber bei der Ausübung von Sport Stress. Unser Cortisolspiegel sinkt. Du kennst vielleicht das Gefühl, dass du dich nach dem Sport irgendwie entspannter fühlst als vorher. Studien bestätigen diesen Effekt eindeutig, insbesondere bei stark empfundenem Stress lässt sich durch Sport eine signifikante Verbesserung erreichen.[19]

Neben diesen positiven Effekten spürte ich aber damals auch, dass sich durch das Schwimmen nicht nur meine Muskeln, sondern auch mein Energiebedarf stark vergrößerte. Leider ein häufiges Problem bei Ausdauersportarten, wenn man von Migräne betroffen ist. Der Energiehaushalt unseres Migränehirns lässt sich dadurch noch schwerer ausgleichen. Schwimmen ist für mich bis heute der einzige Ausdauersport, bei dem mir dies gut gelingt. Auch andere Migränebetroffene berichten mir von dieser Erfahrung. Jogging in der Natur wird oft als entstressend empfunden, doch die Energiebalance zu halten, fällt schwer. Bei vielen meiner Kunden drohen bei körperlicher Überlastung Migräneattacken. »Da muss vorab alles stimmen, damit das mit dem Training überhaupt klappt!«, erzählte mir ein Kunde. Das bringt es ziemlich gut auf den Punkt. Regelmäßiges Training ist für Migräniker oft eine Gradwanderung. Nicht genügend vor dem Training gegessen? Schwierig! Sport zur falschen Uhrzeit? Schwierig! Zu hartes Training? Schwierig! Der Faktor Migräne spielt ständig eine Rolle. Eine Erfahrung, die ich nur teilen kann.

Sport und Energiehaushalt müssen matchen

Nachdem ich mit Anfang 20 gezwungenermaßen Schwimmen für mich entdeckt hatte, war der Knoten geplatzt, und ich begann weitere Sportarten auszuprobieren. Darunter waren auch anstrengende, die mir eigentlich viel Spaß gemacht hätten. Ein ums andere Mal ging dieser Versuch aber daneben. Ich erinnere mich an eine Power-Zumba-Stunde, zu der ich vor vielen Jahren ging. Ich landete bei einem Südamerikaner als Lehrer, der in dieser Stunde abging wie eine Rakete. Es war absolut mitreißend. Ich bekam dabei aber nicht mit, dass ich komplett über meine körperlichen Grenzen ging. Als ich wieder zu Hause ankam, schaffte ich es gerade noch bis zur Couch. Dann ging es mit der Migräneattacke los. Am nächsten Tag bekam ich eine Grippe obendrauf. Die Power-Zumba-Stunde hatte zu viel Power für mich gehabt … Skifahren und Ballett hatten ähnliche Effekte. Ich habe mich lang geweigert, einzusehen, dass ich neben meinem Körperbau und möglicherweise fehlendem Talent auch aufgrund meiner Migräne andere Vorbedingungen für Sport habe als andere Menschen.

Muskelaufbau-Training – ja, aber richtig

Ich landete dann bei Pilates, da dies in meinem Physiotherapiestudio angeboten wurde. Pilates hatte ich zuvor immer für Rentnersport gehalten. Wie falsch ich lag. Ich hatte in meiner Hochphase als Migränikerin drei- bis viermal die Woche Muskelaufbau-Training gemacht. Schließlich wollte ich endlich mehr Kraft bekommen und mich fitter fühlen. Wie sehr ich damit auf dem Holzweg war, begann ich erst zu verstehen, als ich mit Pilates begann. Ich hatte meine Attacken damals sogar durch falsches Training noch verstärkt! Nun lernte ich es richtig. Statt volle Pulle ging es langsam voran. Das erste Mal baute ich meinem Körper entsprechend gezielt Kraft auf und bekam ein ganzheitliches Verständnis dafür. Schwächere Muskulatur lernte ich differenziert anzusteuern. Durch das tiefe Atmen baute ich wunderbar Stress ab, dies wirkte sich positiv auf meinen gesamten Körper, meine Psyche und damit gesamtheitlich auch auf meine Migräne aus. Über die Jahre habe ich Pilates sehr schätzen gelernt und bin dabeigeblieben. Dazu kommt noch langsames Yin Yoga, das mich so faszinierte, dass ich mich darin sogar ausbilden ließ. Über Yin Yoga und die Welt der Faszien erzähle ich dir im nächsten Kapitel noch mehr.

Ich kann nicht sagen, dass es mir leichtfiel, mich damit zu arrangieren, dass mir und meinem Körper nicht alles liegt. Dass ich Rücksicht auf ihn nehmen muss. Weil er der Einzige ist, den ich nun mal habe. Leider passt nicht jede Sportart zu mir. Das ist grundsätzlich allgemeingültig. Sei es wegen fehlender Muskelmasse, mangelndem Talent, dem falschen Trainer oder Regeln, die einem nicht gefallen. Als Mensch mit Migräne kommt aber zu diesen Faktoren noch der Energiefaktor hinzu, den es zu beachten gilt. Umso wichtiger ist es, dass du etwas findest, das im Gesamten passt. Sonst wirst du den Sport entweder nie gern praktizieren oder bist an anderer Stelle ständig damit beschäftigt, deinen Energiehaushalt wieder in den Griff zu kriegen. Bestenfalls schenkt der Sport dir Energie und nimmt dir nicht zu viel! Falls du aber enorm an einer energiezehrenden Sportart hängst, versuche zumindest eine andere, ressourcenschonendere damit zu kombinieren.

Darüber hinaus spielen Ernährung und die richtige Trainingszeit eine wichtige Rolle. Es muss immer geprüft werden, wie viel Energie noch zur Verfügung steht. Das kann insbesondere problematisch sein, wenn du mit dem Sport Gewicht verlieren möchtest. Hier kann es lohnend sein, dich eine oder mehrere Stunden von einem Personal Trainer unterstützen zu lassen. Wichtig ist dabei, dass du offen von deiner Migräne berichtest. Nur dann kann sich der Betreffende ein Gesamtbild von deinem Körper machen und dir weiterhelfen.

Im Gespräch mit Marcus Kalz

Jemand, der täglich mit solchen Themen zu tun hat, ist der diplomierte Sportwissenschaftler und Personal Trainer Marcus Kalz. Für mein Buch habe ich mit ihm gesprochen. Gibt es einen Schlüssel zum Training mit Migräne? Das wollte ich von Marcus erfahren.

Hallo, Marcus, du unterstützt unter anderem Promis bei ihren täglichen Workouts. Wie gehst du mit Migräne-Klienten um, wenn dir welche im Training begegnen?
Marcus Kalz: »Hallo, Meike! Meiner Erfahrung nach ist es bei Migräne-Klienten von Vorteil, wenn man ihnen direkt zu Beginn den Druck nimmt, und das gleich auf zwei Ebenen. Zum einen ist es wichtig, das ganze Training möglichst entspannt und locker zu gestalten! Zum anderen vermeide ich in den ersten Trainingsterminen immer stark intensive Einheiten wie Intervallläufe oder Bergläufe, um das Gefühl des Drucks, auch im Kopf, vorerst zu vermeiden.«

Wo du gerade das Thema Laufen ansprichst: Viele Menschen mit Migräne berichten von Schwierigkeiten mit Ausdauersport. Wie denkst du darüber?

Marcus Kalz: »Ich denke nicht, dass Migränepatienten generell Schwierigkeiten mit Ausdauertraining haben, sondern dass sie falsch trainieren. Dabei handelt es sich aus meiner Sicht um Fehler, die jeder Anfänger macht: zu schnelles Einsteigen ins Training, also z. B. eine zu hohe Anfangsgeschwindigkeit beim Laufen. Das sorgt für Ungeduld und natürlich Frustration. Meiner Meinung nach ist es auch für Migräne-Klienten möglich, intensive Trainingseinheiten zu absolvieren, jedoch sollte man gezielt darauf hintrainieren In Zusammenhang mit meinen Trainings habe ich es noch nie erlebt, dass ein Kunde deswegen eine Migräneattacke bekommen hat.«

Was rätst du denn untrainierten Menschen, die unter Migräne leiden: Mit was für einer Ausdauersportart sollten sie anfangen, und worauf sollten sie dabei achten?
Marcus Kalz: »Eine klassische Trainingseinheit bei mir würde zum Einsteigen einen langen Spaziergang mit 10- bis 30-sekündigen, lockeren Jogging-Intervallen beinhalten. So, dass man sich gut dabei unterhalten kann. In einem länger laufenden Trainingsprozess würde man die Intervalldauer steigern, bis es möglich ist, einen längeren Lauf am Stück zu absolvieren. Danach können sich im Trainingsprozess noch weitere und intensitätshöhere Belastungen anschließen. Anfangs sollten Menschen mit Migräne aber im aeroben Bereich trainieren.«

Was bedeutet aerobes Training?
Marcus Kalz: »Bei geringerer Trainingsintensität wird der sogenannte aerobe Energiestoffwechsel aktiviert. Die Energie für die Muskelarbeit wird hier aus Sauerstoff gewonnen, der über das Blut aufgenommen wird. Diese Energiebereitstellung ist optimal für ein Training mit niedriger Belastung und einer hohen Wiederholungsfrequenz. Damit können Menschen mit Migräne sehr gut ins Training einsteigen. Das können sein: Walking, Nordic Walking, Spazierengehen oder lockeres Fahrradfahren.«

Also kein hartes Training?
Marcus Kalz: »Nein, erst mal nicht, denn wenn schnell und intensiv trainiert wird, wie z. B. bei Bergläufen oder intensivem Krafttraining, verbraucht das mehr Energie, als der aerobe Energiestoffwechsel bereitstellen kann. Wenn das passiert, stellt der Körper auf den anaeroben Energiestoffwechsel um. Dann wandelt der Körper Kohlenhydrate in Energie um, ohne Hinzunahme von Sauerstoff. Dabei ist das Gehirn gefordert. Da dieses bei Betroffenen aber viel Energie benötigt, würde ich anaerobes Training in der Anfangszeit vermeiden.«

Nun machen ja viele Menschen Sport, nicht nur um fit zu werden, sondern auch, um dabei abzunehmen. Worauf sollten Migränebetroffene denn dabei achten?
Marcus Kalz: »Sportlich gesehen würde ich auch hier vornehmlich in der Anfangszeit auf stark intensive Trainingsbelastungen verzichten, also vor allem im aeroben Bereich trainieren. Fette werden beim anaeroben Energiestoffwechsel nämlich nicht verbrannt. Und ich würde auf jeden Fall eine begleitende, kohlenhydratarme Ernährung vermeiden! Ein Gehirn, das anfällig für Migräne ist, kann besonders empfindlich auf Änderungen im Körper reagieren, dazu zählen natürlich auch Diäten. Deshalb bitte lieber langsam an die Sache rangehen.«

Es heißt also Geduld haben … Nicht leicht, aber mit dem Wissen, dass das die Chance auf Attacken reduziert, ist sie sicherlich leichter aufzubringen. Marcus, ich danke dir für deine wichtigen Impulse, und dass du dir die Zeit für das Interview genommen hast.

Der Schlüssel ist also erneut die richtige Balance. Langsames Trainieren, sich nicht überfordern, dem eigenen Körper zugestehen, dass er Zeit benötigt. Ich erinnere mich an einen Kunden, der jeden Tag viele Kilometer joggte und fest davon überzeugt war, dass ihm dies guttäte. Er fühlte sich dadurch fit und ausgeglichen. Doch er hatte mit regelmäßigen Migräneattacken zu kämpfen. Sobald er Migräne hatte, wurde der Sport zum Stressfaktor für ihn. Er musste pausieren und ärgerte sich über sich selbst, dass er seine Trainingserfolge mit der unfreiwilligen Pause zunichtemachte. Dieser emotionale Stress triggerte wiederum seine Migräne und machte sie schlimmer. So konnte er erst recht keinen Sport treiben.

Wir arbeiteten gemeinsam daran, wie er in Zukunft seine Migräneattacken entspannter annehmen könnte. Dadurch lösten sich auch die Schuldgefühle auf, wenn er keinen Sport machte. Er reduzierte sogar sein hartes Joggingtraining und kombinierte es mit anderen Sportarten, die ihn weniger anstrengten, und er lernte, mehr auf seinen Körper zu hören. Was ich damit sagen will: Sport ist weder Mord, noch muss er migräneauslösend sein. Im Gegenteil, er bietet uns Betroffenen sogar die Möglichkeit, unsere Migräne positiv zu beeinflussen. Das klappt aber nur, wenn wir uns Zeit nehmen, die richtige Sportart für uns zu finden und wir für ideale Trainingsbedingungen sorgen. Sonst kann Sport zum Migräne-Boomerang werden. Wir benötigen deshalb mehr Planung als andere Menschen und dürfen es langsamer angehen lassen. Dann entfalten sich die gesundheitsfördernden Effekte von Sport auch für uns.

5.3. Nacken. Kiefer. Fasziensalat.

Verspannungen im Schulter-Nacken-Bereich gehören für viele Migränepatienten zum Alltag. So berichteten in einer Studie des Robert-Koch-Instituts über 30 % der befragten Migränepatienten von Nackenschmerzen. Bei den chronischen Migränikern waren es sogar über 60 %, die angaben, unter starken Nackenschmerzen zu leiden.[20] Man geht davon aus, dass Nackenschmerzen eine Folge der Migräne sind, nicht etwa Ursache dieser. Es scheint aber nicht so zu sein, dass der Nackenschmerz sich bei Betroffenen nur auf den Attacken-Zeitraum beschränkt. Dies legt eine dänische Studie nahe, die belegte, dass Migränepatienten, die während ihrer Attacken unter Nackenschmerzen litten, auch außerhalb der Attacke eine verspanntere Muskulatur aufwiesen![21] Auch bei mir ist der Nackenschmerz seit vielen Jahren ein ungeliebter Dauergast in meinem Leben. Dies wurde für mich erst offensichtlich, als ich begann, unter chronischer Migräne zu leiden. Doch auch heute noch ist mein Nackenbereich meine Achillesferse. Sobald ich aus der Balance gerate, meldet sich dieser Bereich als einer der ersten. Wie eine Alarmanlage. Wenn dir das bekannt vorkommt, ist dieses Kapitel wie für dich gemacht. Aber auch wenn du nur ab und zu im Rahmen deiner Migräne an Nackenschmerzen leidest, wirst du hier wichtige Impulse mitnehmen können.

Auf den Kiefer achten

Als ich unter chronischer Migräne litt, gab es für mich nur noch das Gefühl von weniger oder stärker verspannt. Gar nicht verspannt kam in meinem Wortschatz nicht mehr vor. Das schien wie ein Gefühl aus ferner Zeit, an das ich mich nur noch dunkel erinnern konnte. Irgendwann konnte ich nicht mal mehr wahrnehmen, dass ich Verspannungen hatte. Es verschwamm alles zu einem einzigen Schmerzbrei. Ich konnte nicht mehr zwischen Schultern, Nacken, Rücken oder Kiefer unterscheiden. Und das macht Sinn, denn alles hängt, wie so oft, miteinander zusammen. Doch wie die meisten Menschen war ich bis dato nicht besonders bewandert in menschlicher Anatomie. Ich hatte keine Vorstellung davon, wie eng diese Bereiche muskulär und faszial verbunden sind. Ich hatte mich niemals damit beschäftigt und fand das auch nur mäßig spannend. Mir reichte meine Migräne! Wenn es dir ähnlich geht, du dich bis jetzt vielleicht noch gar nicht um deinen Nacken oder deinen Kiefer gekümmert hast, dann kann ich dich nur ermutigen, beides in Angriff zu nehmen.

Starke Nackenschmerzen können unter anderem von einem verspannten Kiefer herrühren. Studien legen nahe, dass wir insbesondere bei starkem Stress nachts verstärkt mit den

Zähnen knirschen.[22] Offenbar verarbeiten wir damit unseren tagsüber angesammelten Stress. Das ist bis zu einem gewissen Punkt völlig in Ordnung. Nur wenn wir zu stark knirschen, kann dies zu Problemen führen. Punktuelle bis großflächige Verspannungen im Kiefer-Nacken-Bereich sind nur eine Folge, auch morgendliche Spannungskopfschmerzen sind ein typisches Anzeichen für nächtliches Zähneknirschen. Mir sind im Coaching schon Menschen begegnet, die aufgrund von Zähneknirschen so unerträgliche Spannungskopfschmerzen hatten, dass sie über einen Antrag auf Berufsunfähigkeit nachdachten. Teils waren ihnen nachts sogar kleine Stücke ihrer Zähne abgebrochen, weil sie so stark kauten. Bei den allermeisten steckten stressende Themen dahinter, die wir im Coaching bearbeiten konnten. Danach verbesserten sich auch ihre Nackenschmerzen enorm. Doch auch durch klassische Entspannungstechniken wie Progressive Muskelentspannung lässt sich das nächtliche Knirschen reduzieren. Darüber hinaus kann der Gang zum Physiotherapeuten oder Osteopathen hilfreich sein. Bei einer entsprechend gestellten Diagnose können physiotherapeutische Behandlungen im Übrigen vom Haus- oder Facharzt verordnet werden, dies zahlen die Krankenkassen in der Regel. Andernfalls lohnt es sich, bei starken Schmerzen durchaus ein, zwei Stunden selbst zu bezahlen, denn professionelle Betreuung liefert dir die besten Übungen für deinen Kiefer, die du dann zu Hause praktizieren kannst.

Problemstelle Nacken – lässt sich knacken

Nachdem ich jahrelang nur meinen Kieferschmerzen Beachtung geschenkt und diese schließlich durch Physiotherapie und Bearbeitung meiner Stress auslösenden Themen in den Griff bekommen hatte, war die Sache bei meinen Nackenverspannungen anders gelagert. Meine Schmerzen hatten über die Jahre zugenommen. Je schlimmer es wurde, umso weniger tat ich allerdings dagegen. Dass ich einzelne Körperteile durch Übungen aktiv entspannen konnte, war mir bis dato nicht bekannt. Dazu kam die Angst, das Ganze durch eine falsche Bewegung nur noch zu verschlimmern.

Ich beobachte das auch bei anderen Betroffenen. Schon die Bitte, einen einfachen kleinen Kreis mit dem Kopf auszuführen, kann für enormen Stress sorgen. Ich beispielsweise nutzte meinen Nacken irgendwann nur noch in dem Radius, der keine Schmerzen verursachte. Ein bisschen nach vorne, ein bisschen nach rechts und links bewegen, das wars. Im Auto begann ich, meinen kompletten Oberkörper mitzudrehen, weil ich nur so den Seitenblick schaffte. Dieses vermeidende Verhalten führte dazu, dass mein Nackenbereich ein Stück weit einfror. Da ich nur wenig Kraft im Rumpfbereich hatte und diese somit nicht ansteuern konnte, wurde dieser schleichende Prozess entsprechend weiter unterstützt. Bei großen Belastungen holte ich meine Kraft aus meinem Kiefer- und Nackenbereich und überlastete diesen noch mehr.

Das lernte ich durch meinen Physiotherapeuten, der mir damals auch Pilates empfahl. Durch das Training bekam ich ein Gefühl dafür, wie mein Körper sich fehlende Kraft durch Ausweichbewegungen organisierte. Ein wenig die Hüfte eingedreht hier und die Schultern angespannt da... Ich staunte, wie gewitzt er vorging und wie viel mein Schulter- und Nackenbereich ausgleichen musste! Kein Wunder, dass ich verspannt war. Nach kurzer Trainingszeit spürte ich die ersten positiven Effekte und um wie viel leichter ich meinen Oberkörper plötzlich gerade halten konnte.

Als Nächstes besuchte ich auf Empfehlung meines Zahnarztes einen Orthopäden. Dieser begutachtete meinen Nacken gleichermaßen interessiert wie bestürzt. Einfach nur Medikamente zu spritzen, sei in meinem Fall nicht hilfreich. Er könne mir bei derartigen Verspannungen, wie ich sie hätte, aber mit einer besonderen Therapie helfen. Ich fragte perplex, ob sich denn mein Nacken so sehr von dem anderer Menschen unterschied. Mein Arzt meinte trocken, dass mein Zustand in diesem

Punkt weit entfernt von normal sei. Dieses Ausmaß war mir bis dahin nicht klar gewesen. Ich hatte mich an die dauerhaften Verspannungen gewöhnt.

So startete ich mit der sogenannten Komplextherapie, die meine Nackenverspannungen nachhaltig lösen sollte. Die Therapie beinhaltete verschiedene Therapien in einer, unter anderem Triggertherapie und Dauer-Akupunkturnadeln. Die erste Behandlung erlebte ich als enorm schmerzhaft, mittendrin verabschiedete sich noch dazu mein Kreislauf. Meine Verspannungen hatten sich über die Jahre so verdichtet, dass es für meinen sensiblen Körper zu viel war, diese nun so konzentriert zu lösen. Erst nach einem Glas Wasser war ich in der Lage weiterzumachen. Mein Arzt kannte das schon von sensiblen Patienten und passte die Behandlung dementsprechend an. Die Woche nach der ersten Anwendung habe ich in extrem schmerzhafter Erinnerung. Gleichzeitig fühlte ich mich im Gesamten besser. Irgendetwas schien wieder an den richtigen Stellen einzurasten, als ob mein Körper beginnen würde, sich wieder neu und diesmal gesünder auszurichten. Meine Schultern schienen das erste Mal seit Jahren wieder an die Stelle zu wandern, wo sie eigentlich hingehörten. Die zweite Behandlung war weniger heftig als die erste, obwohl ich erneut mit Kreislaufproblemen zu kämpfen hatte. Danach ging es von Mal zu Mal besser. Die Ergebnisse waren durchschlagend.

Als ich nach den ersten Anwendungen bei meinem Physiotherapeuten vorstellig wurde, stutzte er. »Was ist mit deinem Nacken und deinem Kiefer passiert?«, fragte er ungläubig. Ich berichtete von der Komplextherapie. Mein Physiotherapeut war ganz aus dem Häuschen. Es war ein meilenweiter Unterschied, den er sich kaum erklären konnte. Da kaum jemandem diese Therapieform bekannt ist, ist es mir ein Bedürfnis, hier davon zu berichten.

Im Gespräch mit Dr. Reza Mesrian

Die Wirkmechanismen und Möglichkeiten der Komplextherapie kann wohl keiner besser darstellen als mein behandelnder Orthopäde, Dr. Reza Mesrian.

Lieber Dr. Mesrian, ich freue mich sehr, dass Sie mit mir über die Komplextherapie und Ihre Patientenerfahrungen zum Thema chronischer Nackenschmerz sprechen. Woher rühren denn starke Nacken- und Kieferverspannungen bei vielen Ihrer Patienten?
Reza Mesrian: »Hallo, Frau Statkus! Die Ursachen sind vielfältig und müssen jeweils individuell eruiert werden: Haltungsstörungen, Bewegungsmangel, beruflich bedingte Zwangshaltungen, um hier nur einige zu nennen. Aber fast immer spielt bei den Betroffenen Stress eine zentrale Rolle, sowohl als Auslöser des Problems als auch als Trigger für einen akuten Schub der Beschwerden. Aus der Forschung wissen wir, dass Stress sofort zur Erhöhung der Muskelspannung führt. Man kann bei der sogenannten Oberflächen-Elektromyografie in Kombination mit Biofeedback beobachten, wie sich die elektrische Spannung auf dem Muskel unmittelbar erhöht, wenn der Proband sich auf eine für ihn individuelle Stresssituation, z. B. am Arbeitsplatz, konzentriert.«

Inwiefern haben Sie in Ihrer Praxis gezielt Erfahrungen gesammelt, die einen Zusammenhang herstellen zwischen dem Auftreten von Migräne und Spannungskopfschmerz einerseits und körperlichen Verspannungen andererseits?
Reza Mesrian: »Am Anfang war es eher eine Randbeobachtung: Patienten, die mich wegen starker und oft chronischer Nackenschmerzen und Verspannungen aufsuchten, berichteten häufiger nach Besserung der Nackenschmerzen, dass nun auch ihre Kopfschmerzen deutlich seltener auftraten. Ich begann dann alle Patienten, die mit chronischen Muskelverspannungen zu mir kamen, systematisch nach regelmäßigen Kopfschmerzen zu fragen, und stellte fest, dass die Schnittmenge sehr groß war. Während manche Patienten bereits

selbst die Beobachtung gemacht haben, dass die muskulären Verspannungen eine zentrale Rolle bei ihren Kopfschmerzen spielen, kennen viele diesen Zusammenhang noch nicht und werden erst im Rahmen der Therapie darauf aufmerksam. Ich habe den Eindruck, dass insbesondere Patienten, die sich an ihre langjährigen Nackenverspannungen gewöhnt und diese als normal bzw. als Dauerzustand akzeptiert haben, diese Verbindung nicht sehen. Haben sie diese Erkenntnis aber, sind sie oft bereit, aktiv Maßnahmen zur Regulierung ihrer Muskelspannung umzusetzen.«

Kommen wir auf die von Ihnen entwickelte Komplextherapie zu sprechen, die ja genau eine solche Maßnahme darstellt. Was kann man sich darunter vorstellen?

Reza Mesrian: »Eine Vielzahl der Beschwerden, die Patienten beim Orthopäden vortragen, sind verursacht durch chronische Muskelverspannungen und Verklebungen im Bereich der Faszien. Dadurch entsteht eine Funktionsstörung in der betroffenen Region und oft auch in benachbarten Bereichen. Bei der Komplexbehandlung werden verschiedene Behandlungstechniken miteinander kombiniert, um die Funktionsstörungen wieder zu regulieren, die durch chronische Muskelverspannungen entstanden sind. Hier kommen insbesondere Anwendungen aus der Osteopathie und Akupunktur, Injektionstechniken und Kinesiotaping zum Einsatz sowie gelegentlich auch die Stoßwellen-Therapie.«

Was bewirkt diese Kombination von verschiedenen Therapien? Und wie kamen Sie darauf, sie einzusetzen?

Reza Mesrian: »Jede einzelne dieser Methoden ist altbewährt und für sich geeignet, muskuläre Dysfunktionen zu behandeln. Wenn die Verspannung jedoch chronisch ist, reicht ihre Wirkungskraft oft nicht aus, um die Beschwerden zu lindern oder zu beseitigen. Auch ich habe diese Methoden früher als Monotherapie eingesetzt und die Erfahrung gemacht, dass jede für sich gut funktionierte, solange die Beschwerden moderat oder nicht zu sehr chronifiziert waren. Wenn die Muskelverspannungen und die damit einhergehenden

Dysfunktionen aber lange bestanden, versagten sie häufig. Hinzu kam die Beobachtung, dass jede einzelne der oben genannten Techniken und Methoden jeweils ihre Stärken und Schwächen hat. So fing ich an, sie in Kombination einzusetzen. Ich konnte dann beobachten, dass der Behandlungserfolg häufiger und verstärkt eintrat. Im Laufe der Jahre hat sich aus diesen Erfahrungen und Beobachtungen, die ich mit einer Vielzahl von Patienten gesammelt habe, die Komplextherapie entwickelt.«

Was raten Sie grundsätzlich Patienten mit Migräne und häufigen Verspannungen?

Reza Mesrian: »Hier sollte, insbesondere wenn bereits regelmäßig Schmerzmittel eingenommen werden, ärztliche Hilfe in Anspruch genommen werden. Es ist leider so, dass der rein schulmedizinische Blick den Behandler häufig dazu verleitet, rein medikamentös zu behandeln. Ich rate dazu, immer multimodal zu behandeln: Neben der manchmal unverzichtbaren vorübergehenden, medikamentösen Therapie der Muskelverspannung sollten Maßnahmen wie manuelle Therapie, Akupunktur und Injektionen verzahnt eingesetzt werden. Es ist außerdem wichtig, dass der Therapeut die Patienten auf eine vorübergehende Verschlimmerung der Symptome, wie sie häufig bei regulativen Therapien vorkommt, vorbereitet, damit es nicht zu einem frühzeitigen Abbruch der ansonsten Erfolg versprechenden Behandlung kommt. Darüber hinaus ist entscheidend, dass Patienten Sensibilität für den Zustand ihrer Muskulatur entwickeln und Techniken erlernen, wie sie selbst eine Regulierung ihrer Muskelspannung vornehmen können. Hierzu gehören regelmäßiges körperliches Training, Dehn- und Kräftigungsübungen sowie Atem- und Entspannungsübungen, z. B. im Rahmen von Yoga.«

Herr Dr. Mesrian, ich danke Ihnen, dass Sie uns einen Einblick in Ihre Arbeit gegeben haben, und hoffe, dass diese in Zukunft noch viel mehr Betroffenen eine schmerzfreie Zukunft bescheren wird.

Mittlerweile geht es meinem Nacken viel besser. Ich lebe oft monatelang ohne starke Verspannungen und Schmerzen. Dennoch lasse ich diesen Bereich auch heute noch regelmäßig behandeln. Ich versuche diese Körperregion so gut zu unterstützen, wie es mir möglich ist. Über die Jahre habe ich verstanden, dass ich mich dazu bestenfalls täglich darum kümmern muss. Meine Alltagsroutine sieht so aus, dass ich diverse Übungen für Nacken und Kiefer über den Tag verteilt einbaue. Das sind keine komplizierten Techniken, sondern leicht erlernbare Übungen wie z. B. Kopf- oder Schulterkreisen. Mehr als eine kleine Anleitung braucht man nicht, um sie zu verstehen. Und sie sind überall anwendbar, sogar in der Öffentlichkeit. Aber auch mit Feldenkrais-Übungen habe ich gute Erfahrungen bezüglich meiner Kieferverspannungen gemacht. Gern lade ich mir Übungen als Hörbuch herunter, so kann ich sie nach einem anstrengenden Tag im Bett liegend praktizieren. Neben diesen täglichen Einheiten gönne ich meinem Nackenbereich in regelmäßigen Abständen Massagen und Saunagänge. Im immer seltener werdenden Akutfall greife ich auf Wärmetherapie, Faszienbälle und meinen Osteopathen zurück. Du siehst, ich bin für jede Eventualität vorbereitet. All das ermöglicht mir einen sehr entspannten Umgang mit meiner Problemzone.

Schmerzhebel: Faszien

Die meisten der von mir im Alltag eingesetzten Techniken sind im Übrigen faszial wirksam. Das ist kein Zufall. Nacken, Kiefer und Schulterbereich sind eng miteinander verbunden, das kann einerseits in Schmerzsituationen belastend sein, andererseits kann man sich dies auch zunutze machen. Denn genau hier kommen die Faszien ins Spiel.

Das Fasziensystem kannst du dir als ein netzartiges Bindegewebe vorstellen, das deinen gesamten Körper durchzieht, es umhüllt dein Muskelgewebe, aber auch deine Organe. Wissenschaftler sind sich weder einig, was alles zu diesem komplexen System zählt, noch was seine genauen Funktionen sind.

Was wir wissen ist, dass die Faszien unsere Organe schützen, uns beweglicher machen und damit auch weniger anfällig für Verletzungen.[23] Einige Experten sehen sie sogar als ein eigenständiges Organ an, da ihre Gesamtoberfläche die Ausmaße der Oberfläche der Haut und auch anderen Körpergewebes übersteigt.[24] Unabhängig vom Forschungsstand erleichtert eine genauere Vorstellung davon, was Faszien sind, aber schon jetzt vielen Menschen ein ganzheitlicheres Verständnis ihres Körpers: Durch das angesprochene netzartige System ist alles miteinander verbunden. Wenn sich an einer Stelle fasziale Verklebungen gebildet haben, kann dies das gesamte System beeinflussen. Ein schmerzender Nacken oder Kiefer kann also mit weiteren Körperpartien zusammenhängen, auch solchen, die du bislang nicht vermutest.

Die tiefen Faszien reagieren auf Schmerz[25] und scheinen sich dadurch zu verändern – sie verkleben. Dies konnte man bei Patienten mit chronischen Rückenschmerzen nachweisen. Die Gleitfähigkeit ihrer Faszienschichten war enorm gemindert.[26] Durch Bewegung und Dehnung lässt diese sich aber wieder verbessern[27] und der Schmerz sich so positiv beeinflussen. Fasziale Verklebungen entstehen dabei nicht nur durch Fehlbelastungen und Verletzungen, auch Stress kann ein Auslöser sein! Der deutsche Faszienforscher Robert Schleip konnte belegen, dass Faszien sich zusammenzogen, sobald Botenstoffe auf sie einwirkten, die im Zusammenhang mit Stress stehen.[28] Ein chronisch verspannter Nacken in langanhaltenden Belastungsphasen spiegelt genau das wider.

Auch wenn die Aufgaben und Wirkmöglichkeiten der Faszien noch lange nicht gänzlich erforscht sind, können wir festhalten: Die Faszien elastisch zu halten, scheint definitiv gesundheitsfördernd zu sein. Neben hüpfenden Bewegungen wie Seil- oder Trampolinspringen gibt es die allseits bekannten Faszienrollen oder Faszienbälle, mit denen man selbst viel für eine solche Elastizität tun kann. Ich persönlich setze am liebsten auf Yin Yoga, da es eine besonders wohltuende und effektive

Methode ist, um die Faszien zu dehnen. Da die Wirkung von Yin Yoga auf unsere Faszien noch nicht sehr bekannt ist, ist es mir ein Bedürfnis, diese Erfahrung an dieser Stelle zu teilen. Erstaunlicherweise begegnen mir viele Menschen mit Migräne, die ganz von allein ebenfalls bei Yin Yoga gelandet sind und im Gegensatz zu anderen Yoga-Arten damit sehr gut klarkommen.

Im Gespräch mit Stefanie Arend

Die Frau, die maßgeblich dazu beitrug, Yin Yoga in Deutschland bekannt zu machen, ist meine Yin-Yoga-Ausbilderin und Autorin Stefanie Arend. Als ich sie kennenlernte, war ich insbesondere von ihrer eigenen Schmerzgeschichte beeindruckt. Deshalb habe ich beschlossen, Stefanie für dieses Kapitel zu interviewen.

Liebe Stefanie, ich freue mich sehr, dass du da bist und wir heute über Yin Yoga und Faszien reden. Kannst du einmal erklären, was das Besondere an Yin Yoga ist und worin für dich der Unterschied zu anderen Yoga-Arten besteht?
Stefanie Arend: »Danke, liebe Meike, ja, wir kennen im Westen sehr viele Yogastile, zum Beispiel Kundalini, Ashtanga, Vinyasa, Power Yoga. Das sind alles sogenannte Yang-Stile, das heißt, sie legen alle den Fokus auf die Muskeln. Im Yin Yoga lassen wir die Muskeln eher außen vor und bringen den Fokus auf die Faszien und auf die Gelenke, auf die Knochen, Sehnen, Bänder. Dafür brauchen wir eine passive Herangehensweise. Wir lassen die Muskeln entspannt, und dadurch wissen die Faszien, dass sie jetzt an der Reihe sind. Tatsächlich weiß man: Sobald man die Muskulatur loslässt und in einen gerundeten Zustand kommt, muss sich die Faszie mehr aufdehnen. Das wurde auch in Studien überprüft. Wenn ich im Yin Yoga besonders ins Hohlkreuz oder den Rundrücken gehe, dann entsteht entweder vorne oder hinten diese Rundung. Dadurch haben wir bei Yin Yoga einen ganz intensiven, faszialen Effekt.«

Nun werden im Gegensatz zu kraftvollen Yoga-Stilen die Positionen im
Yin Yoga sehr viel länger gehalten. Warum ist das sinnvoll?
Stefanie Arend: »Faszien arbeiten viel langsamer als Muskeln. Muskeln springen ziemlich schnell an, wenn du sie trainierst. Faszien dagegen brauchen ihre Zeit. Es gibt natürlich auch Stile, die die Faszien schnell bearbeiten, wie zum Beispiel im Faszienyoga, wo man
mit vielen, schnell wippenden Bewegungen trainiert. Das zielt mehr
auf den Elastizitätseffekt ab. Wir aber wollen in die Dehnung kommen und die Faszien erneut durchfeuchten, entkleben und somit
wieder regenerieren. Und dafür brauchen wir mindestens einein-
halb Minuten. Je länger man in einer Position verweilt, einen umso
größeren Effekt hat das auf unser ganzes zentrales Nervensystem
und vor allem auch auf die Meridiane.«

Bitte lass uns mehr zum Thema Meridiane wissen. Dabei handelt es sich
ja um ein Modell aus der TCM, der Chinesischen Medizin.
Stefanie Arend: »Die Meridiane sind wie ein Energieleitsystem, das
den ganzen Körper versorgt, auch die Organe. Durch die Yin-Yoga-
Praxis wird dieses System ausbalanciert. Wir können zu viel Energie
haben, aber auch zu wenig. Beides ist nachteilig und sorgt dafür,
dass es zu Dysbalancen im Körper kommt. Wir suchen hier die Har-
monie. Durch Yin Yoga kann ein Zuviel an Energie heruntergefah-
ren und ein Zuwenig an Energie angehoben werden. So lässt sich
ganz gezielt mit den Meridianen arbeiten und darüber beispielsweise ein bestimmtes Organ bzw. der dazugehörige Funktionskreis-
lauf ansteuern.«

Inwiefern hast du Erfahrungen mit Migränebetroffenen und Yin Yoga ge-
macht?
Stefanie Arend: »Ich bin zwar selbst nicht betroffen, aber mir wurden ausschließlich positive Erfahrungen berichtet. Das ist auch gar
nicht so überraschend, denn mittlerweile weiß man, dass wir über
unsere Faszien auch Schmerzen wahrnehmen. Es existieren viele
Studien dazu. Tatsächlich gibt es keine Region in unserem Körper,
die mehr Schmerzrezeptoren aufweist als die Faszien. Die Faszien

bestehen aus Wahrnehmungssensoren und Schmerzrezeptoren. Man geht davon aus, dass es mindestens sechs- bis zehnmal mehr sind als im restlichen Körper! Mit Yin Yoga können wir unsere Faszien und somit auch unsere Schmerzen unmittelbar beeinflussen. Die meisten Migränepatienten haben aber natürlich keine Kraft, während eines Anfalls Yin Yoga zu praktizieren. Wenn sie es jedoch zwischen den Attacken regelmäßig tun, werden auch die Abstände zwischen den Attacken größer! Das habe ich einheitlich von allen gehört, mit denen ich bisher gearbeitet habe. Und tatsächlich gab es eine sehr eindrückliche Erfahrung während einer Yin-Yoga-Ausbildung, die ich geleitet habe. Eine Teilnehmerin hat nach sechs Tagen plötzlich Migräne bekommen. Doch weil sie die Ausbildung so spannend fand, hat sie trotzdem weitergemacht. Normalerweise hätte sie sich in dieser Schmerzsituation in einem dunklen Raum verbarrikadiert. Obwohl es ihr nicht gut ging, hat sie ein wenig Yin Yoga mitpraktiziert, und danach war ihre Migräne das erste Mal in ihrem Leben schlagartig vorbei. Sie war selbst total überrascht. Auch für mich war das ein sehr beeindruckendes Erlebnis.«

Du selbst hast ebenfalls in deiner Vergangenheit Erfahrungen zum Thema Schmerzen gemacht. Wie sehr hat dich Yin Yoga in dieser Zeit unterstützt?
Stefanie Arend: »Wenn ich Yin Yoga von Anfang an gekannt hätte, dann wäre ich, glaube ich, nie in diese Schmerzzustände gekommen. Ich war chronische Rückenschmerzpatientin. Mit Anfang 20 konnte ich gar nicht mehr sitzen deswegen! Und ich hatte meine Knie komplett ruiniert, hatte drei Knie-OPs. Das lag bei mir damals an sehr viel Kampfsport, sehr viel Sport insgesamt, ohne Regenerationsphasen. Einfach weil ich so ein ehrgeiziger Typ war. Ich wollte mir keine Pausen gönnen, weil der nächste Wettkampf schon wieder ins Haus stand, den ich gewinnen wollte. Meine Muskulatur und auch mein fasziales System waren also komplett überlastet. Ich habe das lange nicht verstanden und mit Methoden gegengearbeitet, die mir nicht geholfen haben. Spritzen, Schmerztabletten, das ganze Programm ... das war jedoch alles nur Symptombekämpfung,

aber keine Ursachenforschung. Erst als Yin Yoga in mein Leben kam, waren durch das dadurch bedingte Aufdehnen der Faszien meine jahrelangen Schmerzzustände innerhalb von drei Monaten vorbei. Trotz Bandscheibenvorfall und diverser weiterer körperlicher Einschränkungen (was weiß ich, was ich zu dem Zeitpunkt alles hatte). Seitdem bin ich schmerzfrei geblieben.«

Was rätst du Menschen, die Yin Yoga gern testen möchten? Worauf sollten sie achten, was lieber lassen?
Stefanie Arend: »Nicht ehrgeizig sein, langsam rangehen, sich vortasten. So war das bei mir auch, als ich mich den ersten Yin-Yoga-Übungen auf ganz intuitive Weise genähert habe. Das waren vielleicht erst mal nur Sekunden, wenige Minuten. Ein ganz wichtiger Leitsatz lautet bei aller Praxis: nicht nachziehen! Wenn ich mich also bei einer Übung vorbeuge und denke: ›Ach, der Boden ist noch so weit weg!‹, und greife dann die Beine, um mich weiter in Position zu ziehen, ist das eine Manipulation von außen und definitiv nicht zu empfehlen. Ich nehme mir mehr, als mein Körper mir gerade geben kann. Von daher braucht man wirklich Zeit, um allein mit der Schwerkraft zu arbeiten. Besser weniger Dehnung, dafür länger halten! Kein Ehrgeiz, kein Leistungsdenken. Einfach beobachten, was passiert hier mit dem Körper. Fühlt sich das noch gut an? Und wenn es zu viel wird, kann man jederzeit wieder aus der Position herauskommen.«

Herzlichen Dank für das Gespräch, liebe Stefanie, und das so ehrliche Teilen deiner Geschichte.

Ich empfehle Yin Yoga besonders gern Menschen, die unter Schmerzen leiden, die aber über die Jahre Angst vor Sport aufgebaut haben. Schon das ruhige Einlassen auf den Körper und das spürbare Lösen von Verspannungen hilft ihnen meist sehr. Als ich meine erste Yin-Yoga-Übung für den Nacken absolvierte, war ich anfangs besorgt. Mutete ich meinem Körper gerade zu viel zu und triggerte so eine Attacke? Aber das

war nicht der Fall. Tatsächlich bekam ich nicht mal Muskel-
kater, da alles so langsam und schonend vonstattenging. Ich
musste meinen Körper nur in seinem Tempo machen lassen. Es
ging nicht darum, wie tief ich in die Übung reinkam, sondern
wie gut sich mein Körper dabei anfühlte. Wenn mein Nacken
sagte: »Alles klar, es tut gut«, verließ ich mich darauf. Wenn dagegen stechender Schmerz während einer Übung auftauchte,
nahm ich das als Zeichen meines Körpers, dass es zu viel war.
Ich war erstaunt, wie unterschiedlich diese Signale von Tag zu
Tag ausfallen konnten. Wenn ich mich an einem Tag über etwas geärgert hatte, sagte mein Nacken viel früher »Stopp!« als
an einem Tag, an dem ich viel Freude erlebt hatte. Das wiederum stärkt die These, dass Stress in Form von negativen Emotionen sich als Verklebungen in den Faszien zeigen kann. Um
einen spürbaren Effekt zu erzielen, muss eine Yin-Yoga-Ein-
heit im Übrigen nicht lang sein. Ich nutze einzelne Übungen
auch regelmäßig in meinen Coachings. Die Geschwindigkeit,
mit der Menschen sich damit runterfahren und entspannen,
ist erstaunlich. Selbst fünf Minuten werden als wirkliche Auszeit wahrgenommen und tragen dazu bei, körperliche Verspannungen zu lösen.

5.4. Praxiscoaching: Deine persönliche K-Liste

Körperarbeit kann sehr unterschiedlicher Natur sein. Dafür ist
nicht unbedingt ein Therapeut oder ein Arzt nötig. Du kannst
sehr gut selbst lernen, dich und deinen Körper zu unterstützen.
Das muss auch nicht teuer sein. Es gibt mittlerweile an vielen
Volkshochschulen Gesundheitsangebote mit gut ausgebildeten Trainern. Auch die Krankenkassen zahlen anteilig viele Prä-
ventionsangebote in Form von Kursen oder Apps.

Nun bist du wieder dran, das Gelesene für dich passend in
deine eigene K-Liste zu übertragen. Das nachstehende Bei-

spiel gibt dir Orientierung. Fühle dich jedoch wie immer frei, Punkte abzuändern oder zu ergänzen, so wie es dir entspricht.

KÖRPERARBEIT

Körperwahrnehmung

Faszienarbeit

Physiotherapie/
Osteopathie

Sport

Akupunktur

Wärme-/Kältetherapie

Atemtechniken

Körperwahrnehmung verbessern: Es gibt viele Methoden, die hilfreich sind. Neben dem von mir bereits vorgestellten ZENbo®Balance ist hier insbesondere Biofeedback zu nennen. Es macht Prozesse in deinem Körper transparent, die du wiederum positiv beeinflussen kannst. Auch sanfte Yoga-Arten, Progressive Muskelentspannung oder Feldenkrais sind zur Verbesserung der Körperwahrnehmung gut geeignet.

Faszienarbeit: Yin Yoga, Faszienbälle, Faszienrollen, Schröpfen, das alles wirkt sich unmittelbar positiv auf unsere Faszien aus. Mittlerweile gibt es auch Kurse, die extra auf Faszienarbeit zugeschnitten sind, Masseure nicht zu vergessen. Interessant könnte in diesem Zusammenhang auch das sogenannte neurogene Zittern für dich sein, das ebenfalls stark entspannend wirkt. Dieses Thema lernst du in Kapitel 6 näher kennen. Was hilft dir bereits, und was möchtest du in Zukunft ausprobieren?

Physiotherapie/Osteopathie: Aus meiner Sicht insbesonders sinnvoll, wenn du unter regelmäßigen, starken Verspannungen oder weiteren nicht migränegebundenen Schmerzen leidest. Einzelne Betroffene berichteten mir auch, dass sie aufkommende Attacken mit einem Gang zum Osteopathen oder ihrer Lieblings-Thai-Masseurin wirksam verhindern können.

Andersherum gibt es auch Erfahrungen, die zeigen, dass der Besuch dort als zusätzlich triggernd wahrgenommen werden kann. Wie ist das bei dir?

Sport: Hast du bereits die richtige Sportart für dich gefunden und gute Trainingsroutinen für dich entwickelt? Falls nein, was fällt dir dabei noch schwer? Was benötigst du, um dieses Feld in Zukunft für dich zu erschließen? Regelmäßigkeit ist hier ein wichtiges Stichwort. Zur Motivation können auch Sport-Apps oder Fitnessuhren beitragen. Lass dich aber nicht von diesen stressen und bedenke, dass du als Mensch mit Migräne eventuell andere Bedürfnisse als ein Nichtbetroffener hast. Erlaube dir, dein eigenes Ding zu machen und nur das zu nutzen, was dir wirklich hilft.

Akupunktur: Viele Betroffene probieren über kurz oder lang einmal aus, ob die kleinen Nadeln ihre Attacken beeinflussen können, mit sehr unterschiedlichen Ergebnissen. Neben der klassischen Akupunktur gibt es auch Varianten mit Licht- und Elektroimpulsen. Die Wirksamkeit von Akupunktur bei Migräne ist jedoch nicht eindeutig belegt. Die gesetzlichen Krankenkassen übernehmen diese Leistung deshalb bisher nicht. Stark diskutiert werden auf sozialen Netzwerken auch sogenannte Daith Piercings, die an einem bestimmten Punkt am Ohr gesetzt werden und so für einen migränelindernden Effekt sorgen sollen. Die deutsche Migräne- und Kopfschmerzgesellschaft DMKG rät davon allerdings ab,[29] da bisher wissenschaftliche Belege für ihre Wirksamkeit fehlen. Inwiefern hast du schon Erfahrungen mit Akupunktur gemacht?

Wärme/Kältebehandlung: Fangopackungen, Sauna, Körnerkissen, Heizdecke … das alles kann sich wunderbar auf deinen Körper auswirken und Verspannungen lösen. Genauso kann es aber auch enorm unangenehm für Migräniker sein. Bei einer akuten Attacke greifen viele Betroffene intuitiv eher zu Kälte in Form von kalten Waschlappen, speziellen Kühlhauben für den Kopf und Schlafmasken mit eingebauter Kältefunktion. Was brauchst du in welcher Situation?

Atemtherapie: Atmen lernen klingt auf den ersten Blick erst mal paradox, denn das hast du ja bis zum heutigen Tag offenbar erfolgreich absolviert. Doch Atmung kann enormen Einfluss auf deine Gesundheit nehmen. Im positiven wie im negativen Sinne. Wer tief und ruhig atmet, senkt darüber z. B. seinen Blutdruck. Weißt du, wie du atmest? Wie zeigt sich dein Atem während einer Migräneattacke? Viele Atemtechniken sind selbst gut erlernbar und können dich während einer Attacke unterstützen. Im Internet findest du mittlerweile viele Anleitungen dazu, zum Beispiel zum yogischen Pranayama. Mittlerweile gibt es aber auch Therapeuten, die sich ganz auf dieses Thema spezialisiert haben.

Was hilft dir? Was möchtest du testen? Erstelle hier deine persönliche K-Liste. Lass dich gerne von der Vorlage inspirieren. Doch nutze dabei auch deinen eigenen Erfahrungsspielraum und deine eigenen Ideen.

KÖRPERARBEIT

Körperwahrnehmung	Biofeedback, Yoga, Meditation, Progressive Muskelentspannung, Feldenkrais u.m.
Faszienarbeit	Yin Yoga, Seilspringen, Trampolin, neurogenes Zittern, Akupunktur u.m.
Physiotherapie/ Osteopathie	CMD, Behandlung von Rückenschmerzen, Nackenschmerz, Atlaswirbel, Fußproblemen u.m.
Sport	Schwimmen, Walking, Jogging, Spazierengehen, Yoga, sanfter Kraftsport u.m.
Akupunktur	TCM, Licht- & Elektroakupunktur u.m.
Wärme-/Kältetherapie	Fangopackung, Sauna, Kneipp-Kur, Wechselduschen u.m.
Atemtechniken	Pranayama, Singen u.m.

KÖRPERARBEIT

Nun hast du schon drei Säulen des T. E. K. E.®-Modells zusammen! Endspurt? Nein, denn der letzte Buchstabe, das E, steht für Entspannung. Deshalb lassen wir es gemütlich angehen. Lehn dich zurück und genieße die Fahrt ins Land des Slow Downs. Ein Zielort, den wir als Migränebetroffene regelmäßig bereisen sollten.

6. Die T. E. K. E.®-Methode:
E wie Entspannung

Schon das Wort Entspannung sorgt bei vielen Menschen paradoxerweise für Stress. Das liegt daran, dass viele nicht wissen, wie sie das machen sollen – entspannen. Alles, was sich nicht recht einordnen lässt, man aber unbedingt machen soll, hat das Potenzial sehr zu stressen. »Ja wie denn?«, möchte man laut und deutlich genervt zurückgeben. Mir ging das früher ähnlich. Und nun komme gerade ich mit einem kompletten Kapitel zum Thema Entspannung um die Ecke. Nach vielen Jahren mit Migräne stellte ich nämlich fest: Ich konnte mich gar nicht richtig entspannen, war selbst in meinen Auszeiten ständig unter Strom. Ich hatte noch nicht gelernt, tatsächlich loszulassen und dafür Entspannungstechniken nachhaltig zu praktizieren.

Hier geht es vielen Migränebetroffenen ähnlich. Sie beschäftigen sich entweder mit dem Thema Stress oder Entspannung. Doch selten ausführlich mit beidem. Genau das macht aber Sinn, weil du dich so dem Problem von zwei Seiten näherst und auf diese Weise noch mal ganz neue Lösungen für dich finden kannst.

Entspannung kann dabei vieles sein. Wenn du befürchtest, dass ich dich in diesem Kapitel mit Themen wie Meditation und Achtsamkeit quäle, dann stimmt das nur in geringem Maße. Entspannung ist vielschichtig. Meditieren hilft sehr vielen Menschen, aber es gibt noch so viel mehr Möglichkeiten. Mir ist wichtig, dass du auch mit diesem Kapitel den Weg findest, der zu dir passt. Sonst stresst Entspannung mehr, als sie nützt. Lass uns deshalb mit einer kleinen Übung starten.

Übung: Was bedeutet Entspannung für dich?

✓ Was verbindest du mit dem Begriff Entspannung?

✓ Kannst du runterfahren, wann und wo immer du möchtest?

✓ Was hast du bereits für Werkzeuge an der Hand, die dir helfen?

Notiere dir deine Gedanken und Ideen. Welche Gefühle kommen in dir auf, wenn du an Entspannung denkst? Positive? Oder setzt dich das Thema unter Druck? Lass das Papier dabei gern auch einen Moment ruhen und ergänze später weiter.

Wenn du den Eindruck hast, dass Entspannung ein Punkt sein könnte, dem du bislang noch zu wenig Aufmerksamkeit geschenkt hast, wirst du in diesem Kapitel einige Inspirationen finden. Los geht es mit einem Thema, das du in diesem Zusammenhang vielleicht nicht als Allererstes auf dem Schirm hast: Kommunikation! Warum das unbedingt dazugehört und wie es dir helfen kann, liest du jetzt.

6.1. Drama, Baby, kein Drama. Wenn Kommunikation entspannt

Ich behaupte, Kommunikation kann enorm entspannend sein. Nur eben leider auch das Gegenteil. Denk mal daran, wie es dir geht, wenn du dich in einem Streitgespräch befindest oder wenn du mit jemandem rumalberst. Zwei völlig verschiedene Situationen für deinen Körper, die jeweils andere Prozesse in Gang setzen. Für mich ist Kommunikation eine wichtige Stellschraube beim Thema Migräne. Richtig genormt kann sie dafür sorgen, dass nicht nur du selbst dich besser fühlst, sondern auch die Menschen in deiner Umgebung. Kommunikationsprobleme im Zusammenhang mit Migräne treten naturgemäß besonders häufig auf, wenn ein Betroffener und ein Nichtbetroffener aufeinandertreffen. Die Gesprächsebenen, auf denen sie sich begegnen, sind zumeist unterschiedlich. Genau wie ihre Erfahrungsebenen. Dieses Gefälle existiert bei vielen Gesprächen, die wir täglich führen. Wenn jedoch Schmerzen mit ins Spiel kommen, läuft das Gespräch größere Gefahr, rasch in die falsche Richtung zu gehen oder gar zu scheitern.

Schmerz macht emotional

Bei einer nahenden Attacke sind wir Migränebetroffenen selten auf der sachlichen Kommunikationsebene unterwegs. Wir leiden, der Körper ist gestresst. Und unser Geduldsfaden ist kürzer. Logisch wird jeder von uns in so einer Situation schneller emotional. Statt langer Gespräche mit unnötigen Informationen wünschen wir uns dann eher Verständnis und praktische Unterstützung ohne viele Fragen. Danach bestenfalls in Ruhe gelassen werden. Oder einfach nur eine stille Umarmung. Das klingt leicht und müsste doch umzusetzen sein. Jein. Viele meiner Kunden berichten mir, dass es eben nicht so ist. Die allermeisten Angehörigen wollen nämlich in so einer Situation eines: helfen. Leider wissen sie oft nicht wie. Viele fragen also nach, was sie tun können. Wenn nun der Migräniker emotional darauf reagiert, weil er es vielleicht gerade selbst nicht weiß oder ihm alles zu viel ist, kann das zu Frustrationen auf der Gegenseite führen. Emotionaler Stress ist vorprogrammiert.

Es sind immer zwei betroffen – mindestens

Ich möchte an dieser Stelle eine Lanze für die Angehörigen brechen. Auszuhalten, wenn ein geliebter Mensch leidet, ist eine Löwenaufgabe. Scheinbar nichts tun zu können, um die Schmerzen des anderen zu lindern, ist insbesondere für sensible Menschen beinahe unerträglich. »Ich hab mir schon oft gewünscht, dass ich ihr die Schmerzen abnehmen könnte. Aber das geht ja nicht«, erzählte mir der Mann einer Patientin traurig, die unter chronischer Migräne litt. Sie selbst wollte nicht

zu mir ins Coaching, aber ihr Mann kam mit der Situation nicht
mehr länger klar und suchte bei mir Hilfe. Seine Frau über
einen langen Zeitraum so leiden zu sehen, sorgte bei ihm ebenfalls für Schmerzen. Emotionaler Art. Auch das darf einem als
Betroffenem klar werden.

Wir spüren unsere Migräneschmerzen zwar allein. Dennoch sind wir nicht allein betroffen. Die Migräne beeinflusst
auch unsere unmittelbaren Angehörigen. Unser Familienleben.
Unser soziales Umfeld. Ob wir das wollen oder nicht. Leider
führt dies bei vielen Migränebetroffenen eher zu Schuldgefüh-
len statt zu konstruktiven Lösungen. »Ich versuche alles zu geben, was ich kann. Aber mit meiner dauerhaften Migräne kann
ich einfach nicht so eine gute Mutter sein, wie ich es gern sein
würde!«, erklärte mir eine Kundin im Coaching traurig. »Mein
Mann und ich gehen fast nie aus wegen meiner Migräne. Das
tut mir so leid für ihn. Wegen mir hängt er ständig zu Hause!«,
sagte eine andere. »Ich bin meinem Chef echt dankbar, dass er
mich trotz meiner vielen Krankheitstage behält! So viel von mir
haben tut er ja nicht«, erzählte ein anderer Kunde stockend.
Solche Gedanken sind normal. Doch je weniger wir uns als Betroffene mit derartig negativen Gedanken auseinandersetzen,
desto mehr kann das für emotionalen Stress im gesamten System sorgen. Der Mann, die Kinder, die Freunde und sogar viele
Chefs können diese belastenden Gefühle auch wahrnehmen
und möchten sie gern entkräften. Ein Pingpong-Spiel.

Was hat das Ganze mit Schmerzen zu tun, könntest du dich
jetzt fragen. Eine Menge. Anstrengende Kommunikation löst
negative Gefühle in uns aus. Diese wirken oft schmerzverstär-
kend. Denk dran: Emotionaler Stress zählt bei vielen Betroffenen zu den zentralen Triggern. Aus diesem Grund lohnt es sich,
sich als Migräne-Clubmitglied mit dem Thema Kommunikation
eingehend zu befassen. Insbesondere wenn du dich von deiner Umgebung bezüglich deiner Migräne unverstanden fühlst,
kann dieser Schritt viel verändern.

Schmerz-Kommunikation: Dos and Don'ts

Lass uns zuerst einen Blick darauf werfen, wie unterschiedlich Kommunikation in einer Gesprächssituation zum Thema Schmerz aussehen kann. Für die folgenden Beispiele habe ich eine Frau mit Migräne gewählt und einen Mann, der nicht betroffen ist. Es könnte aber genauso gut andersherum sein, denn auch Männer haben Migräne, wenn auch statistisch gesehen weniger häufig als Frauen.

Gesprächsvariante A:

Vera kommt mit hämmernden Schmerzen im Kopf von der Arbeit. Sie befürchtet eine Migräneattacke und will sich direkt hinlegen. Ihr Mann Frank ist bereits zu Hause und bester Laune, weil er ein neues Projekt an Land gezogen hat. Die Ausgangssituation ist damit schon mal schwierig. Der eine will Ruhe, der andere will sich mitteilen und vielleicht sogar eine Flasche Sekt köpfen. Frank quasselt drauflos, bis Vera matt mitteilt, dass sie gerade Migräne bekommt und sich hinlegen muss. Frank hat Verständnis, ist aber enttäuscht. Vera bekommt prompt ein schlechtes Gewissen, dass sie sich gerade nicht für Frank mitfreuen kann. Vera bietet an, morgen mit Frank essen zu gehen und seinen Erfolg zu feiern. Der freut sich darüber, lässt aber in einem Nebensatz fallen, dass Vera ja gar nicht weiß, ob es ihr am nächsten Tag besser geht. Das wiederum interpretiert Vera als Angriff. Sie antwortet patzig, dass sie nichts dafürkann, dass sie Migräne hat! Frank hat das nicht so gemeint, findet aber dennoch, dass Vera ja auch nicht besonders viel gegen ihre Migräne tut. Vielleicht sollte sie es doch mal mit diesem Yoga versuchen, von dem er letztens gelesen hat! Vera wird langsam sauer. Frank hat keine Migräne und kann das nicht beurteilen. Frank verdreht genervt die Augen. Dann eben nicht, geht er heute halt mit seinem Freund Markus aus. Das findet Vera wiederum gemein, dass Frank feiern geht, während sie hier mit Migräne flachliegt. Wenn er Migräne hätte, würde sie mit ihm zu Hause bleiben! Frank zuckt mit den

Achseln. Er ist aber nicht Vera. Er schnappt sich seine Jacke und verschwindet. Vera erleidet nach dem Streit eine starke Migräneattacke. Auch am nächsten Tag geht es ihr schlecht.

Von außen betrachtet hat das etwas von einem sehr schlechten Sketch. Beide sprechen deutsch, aber keiner versteht den anderen. Das Paar redet aneinander vorbei. Leider ist dieser Sketch eher traurig und absolut nicht witzig, wenn man selbst darin mitspielen muss. Keiner der beiden Partner trägt hier Schuld, dass die Situation eskaliert. Dennoch haben beide Parteien ihren Anteil daran. Wechselseitig wissen sie nicht, was der andere von ihnen will. Dies führt zu Missverständnissen. Außerdem argumentieren beide Partner emotional mit dem Ziel, dass die Gegenseite das eigene Handeln versteht. Dabei werden Äußerungen mehrfach fehlinterpretiert.

Wir Menschen sind allgemein sehr gut darin, die kleinsten Zwischentöne und Mimikveränderungen in Gesprächen wahrzunehmen. Evolutionär hat uns diese Gabe vermutlich geholfen, sowohl gefährliche Situationen zu überleben als auch unsere zwischenmenschlichen Bindungen zu stärken. Dennoch heißt das nicht, dass wir immer richtig mit unseren Einschätzungen liegen. Bei jedem Gespräch spielen eigene Erwartungen, Erfahrungen und Gefühle eine Rolle. Je öfter dabei eine Erfahrung vorab gemacht wurde, desto höher die Chance, dass unser Hirn diese auch für die nächste vergleichbare Situation als zutreffend annimmt. Wenn Vera schon oft in ihrem Leben erfahren hat, dass Menschen sie wegen ihrer Migräne als schwach empfinden, kann es passieren, dass sie automatisch jede von Franks Bemerkungen durch diesen Filter betrachtet. Auch wenn er dies gar nicht so sehen muss. Wechselseitig hat auch Frank über die Jahre solche Filter entwickelt. Wenn er zum Beispiel in der Vergangenheit oft schmerzhafte Erfahrungen damit machen musste, dass er sich nicht genug gekümmert hat, muss Veras Vorwurf, dass er sie im Stich lässt, direkt ins Schwarze treffen. Eine konstruktive Lösung wird so schwieriger. Vera stresst das ganze Gespräch sogar derart, dass es ihre anrollende Migräneattacke fördert. Wie hätte diese Situation anders ablaufen können?

Gesprächsvariante B:
Frank quasselt drauflos, bis Vera ihm mitteilt, dass sie Migräne hat und sich hinlegen muss. Frank hat Verständnis, ist aber enttäuscht. Vera versteht das gut, sie würde auch lieber mit ihm ein wenig feiern. Aber das müssen sie verschieben. Frank nickt. Während Vera sich hinlegt, ruft Frank seinen besten Freund Markus an und verabredet sich für später. Er bringt Vera alles, was sie während der Attacke benötigt, ans Bett und berichtet, dass er gleich noch weggeht. Vera freut sich, dass ihr Mann nicht extra wegen ihr zu Hause bleibt, und wünscht ihm viel Spaß. Vera kommt mit einer leichten Attacke davon und fühlt sich am nächsten Morgen besser.

Die gleiche Ausgangssituation, aber ein völlig anderer Gesprächsverlauf. Die Partner bleiben dieses Mal ruhig und sachlich. Das Thema Migräne wird nicht aufgebauscht, sondern ist lediglich eine Information. Beide wissen, was nun zu tun ist. Es löst auch keine negativen Emotionen aus. Deshalb verstricken sich beide nicht in emotionalen Themen, die mit der eigentlichen Sache nichts zu tun haben. Generell gilt: Wenn negative Emotionen wenig Raum in einem Gespräch einnehmen, dann öffnet sich oft automatisch ein Spalt für konstruktive Lösungen. Eine möglichst neutrale Kommunikation bei Schmerzen ist also sinnvoll. Aber herausfordernd. Die wenigsten Menschen mit Migräne beherrschen diese Kunst im Schlaf. Ihre Angehörigen haben zusätzlich auch noch eigene Baustellen. Doch an diesem potenziellen Sprengstoff lässt sich arbeiten. Und selbst, wenn nur einer der beiden Partner es schafft, während des Gesprächs auf der sachlichen Ebene zu bleiben, erhöht das die Chancen für eine bessere Lösung für beide enorm. Dies gilt für Gespräche generell, jedoch ist es umso wichtiger, dies zu erlernen, wenn du unter wiederkehrenden Schmerzen leidest.

Kommunikationscoaching für Betroffene

Wie das funktioniert? Hier findest du als Migräniker einige Kommunikationstipps, die dir das Leben zukünftig erleichtern sollen.

Sag, was du brauchst: Auch wenn wir dazu oft keine Lust haben, als Betroffene sind wir aus meiner Sicht in der Pflicht, unserer Außenwelt zu erklären, was wir brauchen. Für uns selbst ist es ja schon schwer, unsere komplexe Erkrankung zu verstehen, wie muss es da erst Außenstehenden gehen? Wenn du als Betroffener deine Bedürfnisse nicht klar kommunizierst, überforderst du damit eventuell deine Familie. Woher soll dein Mann zum Beispiel wissen, ob du gerade in den Arm genommen werden willst oder ob er dich in Ruhe lassen soll? Von Kindern mal ganz zu schweigen. Natürlich, wir wünschen uns alle, dass Familienangehörige diese Antenne irgendwann ganz von allein entwickeln, leider ist dies nicht immer der Fall. Der eine bringt zu viel Waschlappen ans Bett und nervt mit seiner Fürsorge, der andere kümmert sich zu wenig. Du und deine Bedürfnisse sind nichts, was der andere einfach so erraten könnte. Und je weniger du kommunizierst, was du brauchst, desto verfahrener macht es die Sache meist.

Konkret statt emotional: Vermeide allzu emotionale Ausführungen zu deiner Migräne, auch wenn es dir schwerfällt. Zum einen könnte es dein Gegenüber überfordern, zum anderen es davon ablenken, was du eigentlich von ihm willst. Frage dich deshalb vorab selbst, was du erreichen willst. Wenn du dieses Ziel nicht klar benennen kannst, dann rate ich dir, das Gespräch zumindest kurz zu verschieben. Manchmal wollen wir im Rahmen eines Gesprächs eher ein bestimmtes Gefühl wahrnehmen, als eine klare Anschluss-Aktion auslösen. Beispielsweise uns geliebt und ernst genommen fühlen. Wenn das jedoch das Ansinnen deiner Kommunikation ist und dein Gegenüber diese Intention nicht erkennt, weil es einen konkreten Handlungsimpuls erwartet, dann kann das sehr frustrierend für euch werden. Vorschlag daher: Wenn du dir zum

Beispiel Mitgefühl von deinem Partner wünschst, erkläre ihm konkret an Handlungen, wie das aus deiner Sicht auszusehen hat. »Eine Umarmung würde mir jetzt sehr helfen.« So weiß er, was zu tun ist. Und ja, es wäre toller, wenn dein Partner von allein draufkäme, aber das ist leider auch vom aufmerksamsten Menschen der Welt nicht immer zu erwarten. Derjenige ist nicht du und kennt deine Bedürfnisse in diesem Moment nicht so, wie du sie kennst.

Auf den Punkt kommen: Klar kannst du erst mal ausholen und erklären, was, wo und wie. Hilfreicher ist es aber für dein Gegenüber, wenn du direkt zu Beginn des Gesprächs in einem Satz formulierst, was du konkret möchtest. Dir hilft es ebenfalls, weil du so Energie sparst! Dein Gegenüber weiß nun, worum es geht, und kann deinen weiteren Argumenten besser folgen.

Keine Rechtfertigung: Du brauchst keine Rechtfertigung für deine Migräne abzugeben. Es ist eine neurologische Erkrankung, und du hast nichts falsch gemacht. Streiche dementsprechend alle Begriffe, die einen entschuldigend-erklärenden Charakter haben.

Lösungsorientiert: Versuche nicht nur Forderungen zu stellen, sondern auch Lösungen anzubieten. Diese sollten bestenfalls auch deine Gegenseite mitberücksichtigen. Wenn dir zum Beispiel die Musik während einer Migräneattacke zu laut ist, bitte dein Gegenüber, Kopfhörer aufzusetzen, anstatt die Musik ganz auszumachen.

Ehrlich währt am längsten: Es wird immer wieder unangenehme Situationen geben, in denen du etwas wegen deiner Migräne absagen musst. Tue dir selbst einen Gefallen und sei hier immer ehrlich. Dein Gegenüber spürt meistens, wenn etwas nicht ganz der Wahrheit entspricht oder du etwas verschweigst.

So viel wie nötig: Rede über deine Migräne, aber gib ihr nicht zu viel Raum. Je mehr du über deine Migräne redest, desto mehr nimmt dein Umfeld dich nämlich als Mensch mit Migräne wahr. Willst du das? Ja, du hast Migräne, aber du bist nicht sie. Sie besetzt eine Nebenrolle in deinem Leben, die

Hauptrolle spielst du! Im Programmheft nehmen auch nicht die Informationen über den Nebendarsteller den meisten Platz ein, sondern die über den Hauptdarsteller. Dafür interessieren sich die Menschen! Über deine Migräne kannst du natürlich sprechen, das ist wichtig, aber versuche, dich auf das Nötigste zu beschränken. Zumindest Menschen gegenüber, die dieses Thema selbst nicht betrifft.

Streitbarkeit: Klar zu kommunizieren, was man benötigt, muss bei der Gegenseite nicht auf Freude stoßen. Schlimmstenfalls kommt Gegenwind in Form von Streit auf. Vielen meiner Kunden fällt das Thema Streiten enorm schwer. Bei einigen führt schon der bloße Gedanke daran zu einer Migräneattacke. Ich erinnere mich an eine Klientin, die von ihrem Partner ständig gefragt wurde, wie es ihr ginge. Ob es nicht bald besser sei? Die Frau fühlte sich deswegen unter Druck gesetzt, schnell gesund zu werden. Doch sie traute sich nicht, ihrem Partner dies zu kommunizieren aus Angst, einen Streit vom Zaun zu brechen. Ein Vorgehen, das ihre Migräne leider schlimmer und nicht besser machte. Wenn du von dir weißt, dass dich offene Konflikte emotional ebenfalls sehr stressen, rate ich dir, dich näher mit diesem Thema zu beschäftigen. Es kann ein wichtiger Baustein im Umgang mit deiner Migräne sein!

Jammer-Buddys suchen: All deine Gedanken und Gefühle rund um deine Migräne müssen regelmäßig auch mal raus. Eine Runde herzhaft jammern oder fluchen tut gut! Schreiben kann helfen, das Erlebte zu verarbeiten. Wenn du dir aber lieber den Frust von der Seele reden möchtest, dann suche dir dafür Menschen, die deine Probleme auch verstehen können. Arbeitskollegen und Freunde, die nicht unter Migräne leiden, sind eventuell weniger geeignet. Hilfreicher kann eine regelmäßige Teilnahme an einer Selbsthilfegruppe sein oder alternativ der Austausch innerhalb thematisch passender Social-Media-Gruppen. Hier kannst du in aktiven Kontakt mit anderen Betroffenen treten.

Du siehst, es gibt viele Dinge, die du als Migräniker tun kannst, um das Thema Kommunikation in Zukunft zielführender und entspannter anzugehen. Nun gibt es auf der anderen Seite deine Angehörigen, deine Arbeitskollegen und Freunde. Was können sie wiederum zu einer gelingenden Kommunikation beitragen? Ich habe dir nachfolgend besterprobte Tipps zusammengestellt. Du kannst sie ohne große Worte einfach weiterreichen.

Kommunikationscoaching für Angehörige

Helfen will gelernt sein: Helfen wollen und nicht wissen wie. Das ist ein Problem, das viele Angehörige haben, die Menschen mit Migräne begleiten bzw. mit ihnen zusammenleben. »Er redet ja nicht mit mir, wenn er Migräne hat. Wie soll ich ihm denn dann helfen?«, berichtete mir eine Frau einmal über ihren schmerzgeplagten Mann. Diese Erfahrung kann für einen Angehörigen sehr herausfordernd sein, jedoch solltest du für deine Hilfegesuche immer den Zeitpunkt richtig wählen. Sprich mit dem Betroffenen in einer Situation, in der er keine Migräne hat. Bitte ihn um konkrete Tipps, wie du ihn in einer Migränesituation am besten unterstützen kannst. Wenn demjenigen nichts dazu einfällt, bitte ihn, darüber länger nachzudenken und eine Liste zu machen. Je konkreter, umso besser. »Mir etwas zu trinken hinstellen« ist eine gute Basis. Dann könntest du fragen, welches Getränk derjenige gern hätte. Wie warm oder kalt es sein darf. Ob das Wasser still oder sprudelig sein soll. Derartige Fragen gehen einem Betroffenen während einer Migräneattacke gehörig auf den Zeiger. Oder sein Hirn ist so schmerzvernebelt, dass er seine Antwort in dem Augenblick schlicht nicht abrufen kann. Solche Dinge vorab zu klären, ist also hilfreich für euch beide und kann den Akutfall sehr entstressen!

Es gibt keine komischen Wünsche: Mache klar, dass du hinter dem Betroffenen stehst und ihn mitsamt seiner Migräne akzeptierst. Ermutige ihn, Wünsche zu äußern, ganz egal was es ist, um seine Migräne zu lindern. Du musst nicht alles erfüllen, versuche aber vor allem nicht zu bewerten. Als Migränebetroffener empfindet man Dinge als unangenehm, die sich Nichtbetroffenen nicht erschließen. Dafür könnt weder du noch der Migräniker etwas. Also erspart euch die Diskussion darüber. Oft geht es eher darum, dass man sich als Betroffener mit seinen Wünschen ernst genommen fühlen möchte. Ich hatte mal einen Migräne-Klienten, dessen Angehörige bei einer Attacke sofort die weiße Bettwäsche wechselten. Die Bettwäsche empfand der Betroffene als unangenehm hell, die dunkelblaue tat ihm dagegen gut. Für seine Angehörigen war es eine Kleinigkeit, die Bettwäsche zu tauschen, der Betroffene war jedes Mal aber zutiefst berührt, dass man ihn und seine Migräne ernst nahm.

Ratschläge nur auf Anfrage: Das ist wohl die Königsdisziplin für die meisten Angehörigen. Sich Ratschläge zu sparen, insbesondere wenn man der Ansicht ist, dass sie hilfreich sind. Keinem von uns fällt das leicht. Doch gerade Menschen mit wiederkehrenden Schmerzen entwickeln über die Dauer eine Art Ratschlag-Allergie. Je mehr du versuchst zu helfen, umso heftiger wird die Allergie meist. Da hilft nur, sich zurücknehmen und den Betroffenen machen lassen. Jeder lernt in seinem Tempo und möchte Probleme am liebsten selbst lösen. Experten werden als Helfer dagegen eher akzeptiert. Ratschläge unterzumogeln ist eine weitere Möglichkeit, vorausgesetzt der Betroffene merkt es nicht. Ich habe eine Freundin, die aus Versehen Bücher an exponierten Stellen herumliegen lässt, wenn sie ihren Mann dazu bringen will, in diese reinzuschauen. Auch wahrnehmbar platzierte Flyer, Visitenkarten oder eine hingekritzelte Webadresse sorgen für Interesse. Manipulativ? Ja, ein wenig. Aber der Betroffene lässt sich so eher auf die Information ein und entscheidet letztlich selbst, was er damit machen möchte. Du hast also lediglich die Ratschlag-Allergie ausgetrickst.

Vorsicht mit Nachfragen: Ich weiß, man macht sich als Angehöriger Sorgen. Aber mit Sätzen wie »Wie geht es dir?«,

»Geht es dir immer noch nicht besser?« oder »Wenn es morgen nicht besser ist, musst du zum Arzt« baust du eventuell ungewollt Druck auf. Versuche lieber, deine Sorgen etwas zurückzunehmen.

Kommunikation in Schmerzsituationen ist alles andere als einfach. Doch sowohl du als auch deine Angehörigen könnt eine Menge tun, damit ihr euch gegenseitig das Leben mit Migräne leichter macht. Deine Krankheit gehört zu eurem Alltag dazu, sie muss ihn aber nicht bestimmen, wenn ihr zusammenarbeitet. Kommunikation kann hier wunderbar unterstützen und ein wichtiger Baustein für ein entspannendes Umfeld sein.

6.2. Zittern ist gesund

Eine weitere Sache, die bisher nur wenige auf ihrem Zettel haben, wenn es ums Thema Entspannung geht, ist Zittern. Das ist normalerweise nicht etwas, das wir im Allgemeinen als gesund bezeichnen würden. Damit verbinden wir gemeinhin Kälte, Angst, Schwäche. Tatsächlich lässt sich durch Zittern aber auch Stress abbauen. Man spricht dabei von neurogenem Zittern. Die Idee dahinter ist, dass unser Körper durch Schütteln Anspannung loswerden kann – und sogar möchte. Wir haben uns das jedoch größtenteils abgewöhnt. Stell dir mal vor, du würdest auf einer Party, auf der du dich unwohl fühlst, anfangen zu zittern. Das würde die anderen Partygäste vermutlich ziemlich verwirren. Dennoch gibt es noch Situationen, in denen wir diese Verhaltensweise zeigen, meist jedoch unfreiwillig. Nach meinem lebensgefährdenden Unfall auf der Autobahn zitterte ich zum Beispiel ganz von allein. Und wunderte mich sehr darüber. Ich war in einem Schockzustand und hatte meinen Körper nicht mehr unter Kontrolle. Kein schönes Gefühl. Auch bei einer Osteopathie-Sitzung habe ich schon entsprechende Erfahrungen gemacht. Ich war zuvor sehr angespannt, und während der Behandlung zitterten plötzlich meine Beine stark. Es wurde buchstäblich Energie frei. Freiwillig hätte ich lieber nicht gezittert. Ich fand es etwas unangenehm, dass mein Körper loslegte, ohne mich vorher zu fragen. Mein Osteopath erlebt dies allerdings häufig bei seinen Kunden und wusste, dass er einen guten Job an mir verrichtet hatte. Mein Körper begann die Energie zu entladen, die sich zuvor in Form muskulärer Anspannung gezeigt hatte.

Zittern ist also nichts Schlimmes. Dennoch tun wir es nicht gerne. Wir assoziieren damit Kontrollverlust und Schwäche, obwohl es uns angeboren ist. Mithilfe der TRE®-Methode (Tension and Trauma Release Exercises) können wir neurogenes Zittern gezielt auslösen. Durch bestimmte Übungen wird der Körper zum Zittern gebracht. Dies soll helfen, Verspannungen, aber auch unverarbeitete Situationen und Traumata auf körperlicher Ebene zu lösen. Als ich eine derartige Übungseinheit das erste Mal sah, fand ich es höchst befremdlich. Wenn du neurogenes Zittern im Internet suchst, wirst du vielleicht verstehen warum. Dort findest du unter anderem Videos von Soldaten, die mit dieser Methode ihren Traumata begegnen. Mich erinnerte das Ganze an eine Mischung aus Exorzismus und Pilates. Und ich nahm an, dass diese Methode sich nur für hochtraumatisierte Menschen anbietet. Damit lag ich aber falsch. Neurogenes Zittern kann jeder Mensch für sich nutzen.

Meine eigene Erfahrung mit neurogenem Zittern

Meine erste Erfahrung mit gezielt ausgelöstem Zittern machte ich, als ich einen Todesfall im Familienumfeld hatte. Ich war natürlicherweise hochgestresst, und zwar auf körperlicher und geistiger Ebene. Eine Freundin sagte kurzerhand: »Komm, ich zeig dir das mal mit dem Zittern. Schadet doch nichts. Vielleicht tut es dir jetzt gut.« In dieser akuten Situation war ich für jede Hilfestellung dankbar. Also legten wir los. Ich musste eine bestimmte Position einnehmen, dadurch sollte mein Körper zu zittern beginnen. Aber es tat sich nichts. Ich brauchte ziemlich lang, um die Position zu finden, in der sich das Zittern wirklich zeigen konnte. Das war gleichwohl faszinierend wie befremdlich, den eigenen Körper unkontrolliert vor sich hin vibrieren zu sehen. Unangenehm war es nicht, nur ungewohnt. Ich entschied kurzerhand, dass ich das zukünftig öfter ausprobieren wollte. Während dieser emotional fordernden Zeit, in der ich gleich drei Todesfälle in einer Woche zu beklagen hatte und gleichzeitig die Methode des Zitterns kennenlernte, hatte ich keine einzige Migräneattacke. Auch in der Zeit danach nicht. Das lag sicher auch an meiner neu erlernten Technik sowie an den vielen Werkzeugen, die ich mittlerweile zur Verfügung hatte und je nach Bedarf auspacken konnte. Selbst in dieser furchtbar traurigen Situation fühlte ich mich somit nicht hilflos. Es gab immer etwas, das ich tun konnte, um mich selbst und meinen Körper zu unterstützen.

In meinen Coachings berichte ich Kunden regelmäßig vom neurogenen Zittern. Leider ist die Methode noch nicht allzu bekannt. Insbesondere die Menschen, die es kaum bis gar nicht schaffen, sich im Alltag zu entstressen, sind sehr interessiert daran. »Ich habe so viel Druck in mir, aber der kommt nicht raus!«, sagte mal eine Kundin zu mir. Sie hatte gefühlt jede Form von Yoga ausprobiert, Meditation, Tai-Chi und mehr. Das half ihr aber alles nicht. Sie wollte endlich die körperlich gefühlte Anspannung loswerden! Und das klappte mit den genannten Techniken nicht. Ihr half das neurogene Zittern enorm. Darüber hinaus arbeiteten wir an ihren Themen, die zu diesem starken inneren Druck führten, sodass sie zukünftig weniger davon aufbaute. In größeren Städten werden mittlerweile Kurse angeboten, in denen man diese entspannende Form des Zitterns erlernen kann. Auch online findest du dazu bereits Angebote.

Im Gespräch mit Beata Korioth

Eine der bekanntesten Expertinnen in Deutschland zu diesem Thema ist Beata Korioth. Sie ist Atem- & Bewusstseinstrainerin sowie Yogalehrerin und Autorin.

Liebe Beata, toll, dass du dein Wissen mit uns teilst! Zittern gegen Stress. Wie kamst du selbst zu diesem Thema?
Beata Korioth: »Ich beobachte das Zittern in meiner Arbeit als Atemtrainerin und Yogalehrerin schon seit Jahrzehnten: Menschen zittern, wenn sie Stress, Angst und Blockaden entladen. Dass man so ein Zittern aber auch ganz bewusst ohne vorherige Anstrengung abrufen kann, das hatte ich nicht gewusst. Das war ehrlicherweise eine Sensation für mich. Meine Freundin hatte mir davon erzählt, und wir sind gemeinsam zu einem Seminar von David Berceli gefahren. Berceli ist ein US-amerikanischer Traumatherapeut und Resilienz-Trainer. Er hat eine bestimmte Übungsabfolge entwickelt, die das Zittern leicht hervorruft. Wenn man es einmal verstanden hat, braucht man keine Vorübung mehr, sondern kann einfach loslegen. Es ist unsere angeborene intuitive Antwort auf Stress.«

Wie funktioniert das neurogene Zittern genau?
Beata Korioth: »Verspannungen im Körper sind häufig auf Stress im Alltag zurückzuführen. Meistens reißen wir uns zusammen, wir beißen die Zähne zusammen und kämpfen uns irgendwie durch. Wir speichern Spannung im Körper, statt sie loszulassen. Wenn Menschen sich entspannen, zittern sie. Das ist ein ganz natürlicher Prozess, den wir im Alltag leider viel zu oft unterdrücken. Die meisten kennen dieses Zittern aus dem Sport, viele kennen es nach dem Sex, nach intensiven körperlichen Erfahrungen wie die einer Geburt oder auch nach einem angestrengten Tag, wenn wir langsam zur Ruhe kommen. Das Besondere ist: Wir können das Zittern spontan ohne Anstrengung einsetzen und die Verspannungen des Tages, aber auch den Stress vergangener Tage und sogar Jahre auflösen. Beim neurogenen Zittern spielen die Psoasmuskeln eine zentrale

Rolle, sie gehören zu den wichtigsten Muskeln für Körperhaltung und die Ausrichtung der Wirbelsäule. Durch simple Körperübungen aktivieren wir ein mildes Zittern, und in der Folge lassen tief sitzende Muskelgruppen ihre Überspannung los. Der chemische Überschuss an Stresshormonen wird entladen, und Tiefenentspannung darf einsetzen.«

Inwiefern wirkt sich dieses Zittern auf unser gesamtes System aus?
Beata Korioth: »Durch das Zittern lösen wir tiefsitzende Verspannungen, das führt zu mehr Beweglichkeit, wir fühlen uns geschmeidiger in unserem Körper und erfahren mehr Gelassenheit. In der Folge können wir besser schlafen und erholen uns tiefer. Wir sind weniger gereizt, entwickeln ein besseres Körpergefühl und fühlen uns wohler in unserer Haut. Wir lindern Schmerzen, empfinden Sicherheit und Geborgenheit und haben weniger Angst. Wir sind mehr in unserer Kraft. Das Zittern löst den Druck von Schultern und Nacken und hilft bei Zähneknirschen. Meine Erfahrung ist, dass die Belastungsempfindung an sich schwindet, etwas lässt in uns los. Viele müssen auch lachen, wenn sie zittern, das ist dann unser Zwerchfell, das sich entspannt. Also bitte auch das Lachen unbedingt erlauben!«

In welchen Bereichen lässt sich das Zittern nutzen?
Beata Korioth: »Überall da, wo Menschen großem Druck ausgesetzt sind, darf das Zittern nicht fehlen. Ich denke da insbesondere an Ersthelfer, Feuerwehrleute und Polizisten, die täglich Schreckensszenarien erleben. Das Zittern ist eine wirkungsvolle Methode, mit dem Druck umzugehen. Beim Sport oder nach dem Yoga ist es sehr leicht, das Zittern in die Ruhe- und Entspannungsphase zu integrieren. Ich würde allen Eltern empfehlen, es zunächst selbst zu üben, damit sie es auch an ihre Kinder weitergeben können. Sehr viele Notarzteinsätze finden in Schulen statt, weil Kinder Panikattacken erleben. Da ist das Zittern besonders hilfreich. Kindern fällt es ganz leicht zu zittern, und es macht Spaß. Auch nach Geburten sollten Frauen zittern dürfen. Ich bringe diese Arbeit in Unternehmen

ein, arbeite auch mit Ärzten, Trainern und Therapeuten. Ich zeige es allen, die bei drei nicht auf dem Baum sind, weil es ein immens wichtiger Aspekt von Heilung ist! Wir haben einen Körper, wir müssen ihn in alle Lebensbereiche mitnehmen.«

Was für Erfahrungen hast du mit Migränepatienten und dem neurogenen Zittern gemacht?
Beata Korioth: »Das neurogene Zittern ist eine leicht erlernbare Übung, die die natürliche Resilienz gegen Belastungsstörungen erhöht und meiner Erfahrung nach, kombiniert mit einer bewussten Atempraxis, Menschen mit Migräne unterstützen kann. Im Körper ist alles mit allem über Muskeln und Faszien verbunden. Die Faszien sind hochgradig inerviert, sehr viele Nervenenden befinden sich in ihnen und können Schmerzen verursachen. Jede mehr als federleichte Berührung hat bereits einen Effekt auf unser gesamtes System. Die Psoasmuskeln, die der Ausgangspunkt des neurogenen Zitterns sind, sind sehr direkt mit dem Kiefer und den Schläfen verbunden. Indem wir Entspannung in all diese Bereiche bringen, kann das Zittern einen Beitrag zur Schmerzlinderung leisten. Hinzu kommt, dass Menschen, die Migräne haben, häufig sehr flach und oberflächlich atmen. Da das neurogene Zittern auch das Zwerchfell entspannt, fällt es ihnen leichter, wieder tiefer zu atmen. Auch das trägt zu Entspannung und Wohlbefinden bei.«

Ich könnte mir vorstellen, dass viele Leser jetzt bestimmt sehr neugierig sind und das selbst ausprobieren möchten. Kannst du uns eine Übung verraten, die jeder leicht zu Hause nachmachen kann?
Beata Korioth: »Ich nutze insbesondere eine Übung, die den Psoas ermüdet: Leg dich auf den Boden. Bringe die nackten Fußsohlen zusammen, presse Fersen und Fußballen aufeinander, lass die Knie seitlich fallen und dann habe das Becken ab. Wichtig ist, dass die Füße nicht wegrutschen, du brauchst eine rutschfeste Unterlage, z. B. eine Yogamatte. Achte darauf, dass du die Beine nicht so weit öffnest, dass du den Bewegungsspielraum im Becken blockierst. Dann bringe die Knie langsam etwas zueinander. Deine Psoas-

muskeln werden jetzt unwillkürliche Bewegungen machen. Manchmal zuckt es, manchmal schwenkt das Becken. Lass es geschehen.
Das Zauberwort heißt erlauben. Wenn du zitterst, kannst du das
Becken wieder absetzen und die Füße eine Handbreit auseinander
auf dem Boden aufstellen. Du kannst jederzeit aufhören oder Pausen machen. Wer sich einmal mit dem Zittern vertraut gemacht hat,
wird keine Vorübung mehr brauchen. Dann kannst du dich einfach
hinlegen, die Füße auf dem Boden aufstellen und zittern.«

*Worauf sollte man beim Ausprobieren achten? Kann man da etwas falsch
machen?*
Beata Korioth: »Ich rate jedem Menschen, es spielerisch auszuprobieren. Am einfachsten ist es nach dem Sport, da ist dein Körper schon müde und deine mentale Kontrolle nicht mehr ganz so
stark. Vor dem Zubettgehen ist auch eine gute Zeit, weil du danach
besser schlafen kannst. Starte mit kleinen 5- bis 10-Minuten-Ein-
heiten. Hab keine Angst vor dem Zittern und Kribbeln, heiße es
vielmehr willkommen. Wenn es sich unangenehm anfühlt, mache
ein paar Tage Pause. Es ist ein Aspekt deines Körpers, der zu dir
gehört. Lerne ihn kennen. Das Zittern kann prickelnd fein sein, es
kann auch sehr ruckartig sein, ein intensives Schütteln oder Zucken.
Das ist deine Lebensenergie. Bringe deine Aufmerksamkeit in deinen Körper, atme etwas bewusster. Gehe ins Spüren, genieße den
Atem. Mache öfter Pausen!«

*Vielen Dank, liebe Beata, für dieses spannende Gespräch! Ich freue
mich, wenn zukünftig noch viel mehr Menschen zittern – ihrer Gesundheit zuliebe!*

Ob das gezielte Zittern etwas für dich ist, kannst du nur selbst
herausfinden. Das Zittern wird deine Migräne nicht verschwinden lassen, aber es kann ein weiteres, sehr nützliches Werkzeug
in deinem Präventions-Baukasten werden.

6.3. Achtsamkeit und Co.

Meditation und Achtsamkeitspraktiken sollen uns laut diverser Studien unter anderem gelassener, stressresistenter[30], konzentrierter[31] und weniger ängstlich machen[32]. Sogar ein zellverjüngender Effekt konnte beobachtet werden.[33] Ich könnte mich in diesem Kapitel lang und breit mit diversen Studien aufhalten, um die vielen, wunderbaren Effekte hervorzuheben. Denn davon gibt es reichlich. Doch ich habe mich entschlossen, genau dies nicht zu tun, da es an der Lebensrealität vieler Menschen vorbeigeht. Die meisten haben verstanden, dass Meditation und Achtsamkeit potenziell wirksam sein können, im schmerzhaften Alltag hilft dieses Wissen dennoch nicht zwingend. Vielleicht weil ich solche Praktiken nicht in mein Leben integriert bekomme. Oder weil ich keine direkte Wirkung spüre. Weil ich nicht weiß, ob ich es richtig mache. Es gibt viele Gründe.

Meditation & Migräne

Muss Meditation überhaupt immer die genannten Effekte haben, und ist für jeden uneingeschränkt zu empfehlen? Nein. Zuallererst einmal, ich bin Meditationslehrerin und von den positiven Effekten überzeugt, deshalb arbeite ich sowohl privat als auch beruflich damit. Aber ich blicke auch regelmäßig verzweifelt an die Decke, wenn ich in sozialen Netzwerken Beiträge lese, die Meditation als Allheilmittel preisen. Mit dem man sich bestenfalls die Migräne wegmeditieren können soll. Das ist schlichtweg falsch. Meditation kann aus meiner Sicht präventiv helfen, Stress zu managen, und bei einer akuten Attacke für mehr Entspannung sorgen oder sie positiv beeinflussen. Doch weg geht die Erkrankung davon natürlich nicht. Meditation ist kein Zaubermittel, sondern ein Hilfsmittel, das seine Grenzen hat. Zudem ist es auch nicht für alle Menschen geeignet, denn es kann Nebenwirkungen bereithalten, worauf eher selten hingewiesen wird.

Die gebündelte Konzentration auf sich selbst kann insbesondere für Menschen mit psychischen Störungen wie akuten Depressionen, Psychosen oder posttraumatischen Belastungsstörungen sogar krankheitsverstärkend wirken. In diesen Fällen kann Meditation unter therapeutischer Anleitung aber dennoch sinnvoll und hilfreich sein. Auch psychisch gesunde Menschen berichten teils über Nebenwirkungen beim Meditieren wie auftauchende Ängste oder sogar Panikattacken.[34] In solchen Fällen ist langes Meditieren ohne professionelle Anleitung ebenfalls alles andere als sinnvoll und sollte direkt abgebrochen werden.

Aus meiner Sicht ist es sinnvoll, langsam zu starten und erst einmal zu schauen, was das Ganze mit einem macht und was es Positives wie Negatives in einem auslöst. Wer hofft, durch Meditation in eine positive Welt ohne negative Gedanken abtauchen zu können, der irrt. Negative Gedanken gehören dazu und tauchen bei den meisten Menschen während einer Meditationssitzung auf. Wir können aber gerade dadurch erlernen, nicht mehr auf diese Gedanken einzusteigen.

Meditation ist für mich in erster Linie eine Hilfe, um meinen Geist zu klären. An manchen Tagen denke ich so viele Dinge gleichzeitig, dass ich mir viele Jahre lang ein Denkarium[35] wie in den Harry-Potter-Büchern wünschte. Zauberer Dumbledore zieht sich seine Gedanken buchstäblich aus seinem Kopf heraus, mit denen er sich gerade nicht beschäftigen, die er aber behalten möchte. Er gibt diese Gedanken dann in ein kleines Becken, sein Denkarium, und kann später darauf zurückgreifen. Wie praktisch es wäre, wenn es das wirklich gäbe. Ich würde direkt eines kaufen! Durch Meditation erreiche ich aber ein ähnliches Ergebnis. Mein Kopf fühlt sich klarer an. Wie viele andere Dinge auch, will diese Technik aber geübt werden, bevor sich ihre positiven Nebeneffekte vollständig entfalten können. Am langen Atem scheitert es bei vielen Menschen. Wenn die Wirkung nicht schnell genug eintritt, landet das Thema Meditation rasch im Spam-Ordner. Das ist schade, denn sie kann gerade für diejenigen Menschen hilfreich sein, die mit ausgeprägter Ungeduld im Leben zu kämpfen haben.

Im Hier und Jetzt sein

Darüber hinaus begegnet uns in sozialen Netzwerken, in Büchern und Zeitschriften mindestens ebenso häufig das Wort Achtsamkeit. Der Begriff führt manchmal zu Irritationen, da er mit Meditation in engem Zusammenhang steht. Häufig wird auch von Achtsamkeitsmeditation gesprochen, was es noch verwirrender macht. Tatsächlich sind Meditation und Achtsamkeit eng miteinander verbunden, sie sind aber nicht dasselbe. Achtsamkeit, auf Englisch mindfulness, bezeichnet genau genommen eine Haltung. Das meint nichts anderes, als dass alles, was du denkst, tust und fühlst, in einem geistesgegenwärtigen Zustand ohne Bewertung geschieht. Nicht in Automatismen zu verfallen, sondern eine Sache nach der anderen wahrzunehmen und genau zu wissen, was in diesem Moment passiert. Während einer Meditation solltest du bestenfalls genau diese Haltung einnehmen. Darüber hinaus gibt es Meditationen, die sich auf einen speziellen Fokus richten, wie etwa Atembeobachtung. Diese werden häufig Achtsamkeitsmeditationen genannt. Das ist für Laien verwirrend, wichtiger finde ich deshalb zu wissen, dass man auch ganz ohne Meditation im Alltag achtsam sein kann! Das erweist sich als sehr praktikabel für die meisten Menschen. Denk mal ans morgendliche Zähneputzen, da sind wir in Gedanken oft schon bei der Arbeit oder beim Einkaufen. Das ist genau der Moment, in dem man mithilfe von Achtsamkeitstechniken innehalten und wieder ins Badezimmer, ins Hier und Jetzt, zurückkommen kann. Ich nutze diese Methode häufig im täglichen Leben und erlebe auch bei meinen Kunden, dass sie diesen Ansatz leicht für sich adaptieren können. Bei Schmerzen arbeite ich abwechselnd mit beidem, Meditation und Achtsamkeitspraktiken, jeweils angepasst an die Bedürfnisse, die ich im betreffenden Moment habe.

Schmerzlindernde Techniken

Was bringen Achtsamkeit und Meditation aber bei Schmerzen? Zum einen kannst du mithilfe dieser Techniken deinen Stresspegel enorm beeinflussen, was deiner Gesundheit im Allgemeinen zugutekommt. Als Migränebetroffener kannst du sie also im Vorstadium einer Attacke nutzen, um leichter herunterzufahren und so Energie zu sparen. Auch Attacken selbst lassen sich meiner Erfahrung nach auf diese Weise abmildern. Studien belegen außerdem, dass Achtsamkeitsmeditationen bei gesunden Personen effektiv Schmerzen reduzieren können. MRT-Scans von Teilnehmern einer solchen Studie zeigen, dass dabei offenbar bestimmte Gehirnregionen inaktiviert werden, sodass man Schmerzsignale weniger stark empfindet.[36] Neben diesen möglicherweise schmerzlindernden Aspekten kannst du durch Meditation und Achtsamkeit eine neutralere Bewertung von Schmerzen erlernen sowie deine Verbindung zu dir selbst stärken. Das ist aus meiner Sicht bei wiederkehrenden Schmerzen besonders sinnvoll.

Ich habe als Meditationslehrerin viele Menschen durch Meditationen begleitet, häufig auch zum Thema Schmerzen. Dabei habe ich sehr unterschiedliche Beobachtungen gemacht. Die einen konnten dadurch endlich Frieden mit dem eigenen Körper schließen, obwohl sie weiterhin Schmerzen hatten. Andere reagierten erst einmal erschrocken und traurig, weil sie während der Meditation oft zum ersten Mal erkannten, wie ablehnend und rücksichtslos sie sich im Alltag sich selbst und ihrem Körper gegenüber verhielten. »Wärst du gern mit dir selbst befreundet?«, fragte ich vor einer Meditation mal eine Teilnehmerin. Die guckte mich an. »Ja. Ich finde, ich bin wirklich jemand, auf den man sich verlassen kann.« Nach der Meditation fragte ich sie: »Bist du denn deinem Körper ein guter Freund?« Sie guckte mich entgeistert an. Dann schüttelte sie traurig den Kopf. »Nein. Ich glaube nicht. Ich bin oft fies zu mir selbst.« Wieso sind wir für andere da und für uns selbst nicht? Warum denken wir so oft schlecht über uns selbst und unseren

Körper? Insbesondere bei häufigen Migräneattacken kann ich dir nur raten: Nimm wahr, was du über dich und deinen Körper denkst. Machst du dir häufig Vorwürfe, dass du Migräne hast? Empfindest du dich selbst als schwach und krank deswegen? Solche Gedanken können sehr destruktiv sein und sich negativ auf deinen ganzen Körper auswirken. Mit achtsamkeitsbasierter Meditation kannst du lernen, solche Gedankenspiralen zu erkennen und wirksam zu unterbrechen.

Körper, Geist & Seele sind WG-Partner

Wenn du denkst, dass es egal ist, was du über deinen Körper denkst, dann muss ich dir ganz entschieden widersprechen. Das glaube ich nicht. Stell dir mal vor, dass dein Körper, dein Geist und deine Seele zusammen in einer Wohnung leben. In einer Wohngemeinschaft. Tatsächlich tun sie genau das. Jeder hat ein Zimmer und seinen Bereich, für den er innerhalb der WG zuständig ist, damit das Zusammenleben funktioniert. Das kann super laufen oder komplett danebengehen. Wenn der Zimmernachbar ständig Partys im Nachbarzimmer feiert und der andere nicht schlafen kann, dann ist Stress vorprogrammiert. Im richtigen Leben kann ich in dem Fall einfach ausziehen. Das geht bei dieser WG aber nicht. Körper, Geist und Seele leben unter demselben Dach, egal, ob sie wollen oder nicht. Sie sind gezwungen, miteinander klarzukommen und können sich sowohl auf vielen Ebenen unterstützen als auch sich gegenseitig das Leben zur Hölle machen.

Der Irrglaube vieler Menschen ist dabei, dass Körper, Geist und Seele jeweils nicht so genau mitbekommen, was der andere gerade tut. Mal ehrlich, wie hoch ist aus deiner Sicht die Chance, dass du nie mitbekommst, was im Nachbarzimmer deiner Wohnung passiert?! Ich bin fest davon überzeugt, dass, wenn dein Geist lautstark über deinen schwachen Körper lästert, dieser das sehr wohl mitbekommt und negativ davon beeinflusst wird. Dafür musst du es nicht mal laut aussprechen, denken reicht völlig.

Du kannst also ein großes Stück weit mitentscheiden, ob das Zusammenleben in der WG gut oder schlecht funktioniert. Durch Achtsamkeit und Meditation kannst du erlernen, Körper, Geist und Seele besser zuzuhören. Und nicht alles zu glauben, was dein Geist denkt. Der denkt und denkt. Das ist sein Job, und den darf und soll er auch machen. Nur müssen wir gar nicht immer auf jeden unserer Gedanken und jede unserer Ideen anspringen. Manchmal vergehen sie einfach wieder, ohne dass wir etwas damit anfangen müssen. Das ist bei Schmerzen sehr hilfreich. Nehmen wir einmal an, du fühlst eine Migräneattacke kommen. Dein Körper meldet sich mit bekannten Symptomen, und dein Geist rattert los. Was du jetzt alles machen sollst und was nicht, was passieren könnte und was nicht, was du gerade fühlst und was nicht. Er läuft so richtig zur Hochform auf. Je mehr dein Geist aber nun beginnt, dir Vorwürfe zu machen, desto stärker schüttet dein Körper einen Cocktail von Stresshormonen aus. Diese stressenden Gedanken verstärken deine Schmerzwahrnehmung und verschlimmern die Attacke zusätzlich. Als ich das irgendwann kapierte, hat sich etwas begonnen in mir zu verändern.

Mithilfe von Achtsamkeitstechniken lernte ich, mich in solchen Situationen selbst wieder einzufangen. Ich trete schon in dem Moment auf die Bremse, in dem mein Geist meinen Körper zu stressen beginnt. Das ist Achtsamkeit. Wer sich um seinen Körper wirklich gut kümmern möchte, kommt aus meiner Sicht daran nicht vorbei. Sich selbst aus solchen Gedankenspiralen rausholen zu können, ist unglaublich wertvoll, wenn du unter Migräne leidest. Und es ist gut erlernbar.

Im Schmerz meditieren – wie geht das?

Unter Schmerzen zu meditieren ist hingegen alles andere als einfach. Ich greife in Akutsituationen deshalb gern auf geführte Meditationen zurück. Diese haben den Vorteil, dass mein Hirn in dieser stressigen Situation an die Hand genommen wird und gesagt bekommt, was es tun soll. Ich kann mich

hinsetzen oder hinlegen und mich ganz der Meditation über-
geben. Sitzend in Stille zu meditieren, empfinde ich persönlich
in solchen Momenten geradezu als Strafe. Ich habe während
einer Attacke keine Kraft dafür. Gut angeleitete Meditationen
gibt es mittlerweile über zahlreiche, kostengünstige Apps, bei
denen du dir unter vielen Lehrern den aussuchen kannst, der
dir am meisten zusagt. Er sollte über eine oder mehrere Ausbildungen in diesem Bereich verfügen und diese auch transparent kommunizieren. Achte darüber hinaus auf eine ange-
nehme Stimme und ein Tempo, das zu dir passt. Wenn diese
Punkte stimmig sind, hast du auch eine bessere Chance, dass
du dich tatsächlich darauf einlassen kannst. Ich für meinen Teil
steige direkt aus einer geführten Meditation aus, wenn der an-
leitende Part mich überfordert. Das passiert, wenn das angeleitete Atemtempo nicht mit meinem übereinstimmt, wenn un-
klar ist, auf was ich mich konzentrieren soll, oder ich zu schnell
durch die Meditation geführt werde. Gute Meditationen folgen
einem bestimmten Aufbau und definieren sich durch das richtige Tempo und das Feingefühl des Lehrers.

Thematisch greife ich bei Migräneattacken gern auf simple
Meditationen zurück. Die Metta-Meditation für mehr Mitgefühl für dich selbst kann sehr schön in so einem Moment sein.
Aber auch eine einfache Atemmeditation oder eine Fantasie-
reise ans Meer. Am besten hörst du dich durch unterschiedliche Meditationen und schaust, was dir gefällt. Du musst nicht
alles mögen und hilfreich finden, was dir Menschen in diesem
Segment als heilsam verkaufen möchten. Es gibt viele, die Meditation als Geschäft sehen und leider nicht so achtsam damit
umgehen, wie es sinnvoll wäre. Wie immer gilt: Was sich nicht
gut anfühlt, ist erst mal nicht gut!

Meditationen müssen im Übrigen nicht kompliziert sein.
Aus meiner Sicht ist alles, worüber ich lange nachdenken
muss, nicht dafür geeignet, es dauerhaft im Alltag zu nutzen.
Je einfacher, desto besser. Ich stelle dir an dieser Stelle zwei
einfache Techniken vor, die du selbstständig nutzen und in

dein tägliches Leben integrieren kannst. Sie sind auch für Meditationsbeginner gut machbar. Außerdem lernst du im Anschluss daran eine Meditation kennen, mit der du dich ganz unmittelbar mit deiner Migräne beschäftigen kannst. Wenn du denn möchtest.

Übung 1: Bauchatmung bei Schmerzen

Es ist möglich, dass du unter Schmerzen keine angeleitete Meditation ertragen kannst, weil sie dir zu laut ist oder zu viel Input liefert. In so einem Fall empfehle ich dir einfache Atemmeditationen, um deinem Körper sanft Entwarnung zu signalisieren. Unter Schmerzen und Anspannung atmen wir oft nur noch flach oder halten sogar gänzlich unseren Atem an. Wir hoffen so, dass wir der Gefahr in Form von Schmerz entgehen. Das funktioniert aber leider nicht. Je fließender und tiefer unser Atem dagegen geht, umso mehr kann sich unser System entspannen. Eine einfache Atemübung unter Schmerzen kann die gezielte Ein- und Ausatmung in den Bauch sein:

Lasse deinen Bauch sich beim Einatmen sanft wölben und beim Ausatmen leicht aushöhlen. Versuche dich ganz darauf zu konzentrieren und den Atem ganz ruhig fließen zu lassen. Ohne Anstrengung, sanft in den Bauch einatmen und die sanfte Wölbung spüren. Und ausatmend den Atem wieder ausströmen lassen, sodass sich dein Bauch leicht aushöhlt. Du musst sonst nichts tun. Nur einatmen in den Bauch, ausatmen, Luft ausströmen lassen. Ein. Und aus. Wenn deine Gedanken vom Atmen abschweifen, versuche das Ausatmen länger werden zu lassen als das Einatmen. Wenn du merkst, dass du nicht mehr aufmerksam bei der Sache bist, beginne mit der Übung einfach von vorn. Du kannst dies so lange betreiben, wie es dir guttut.

Schmerztipp: Sollte starker Schmerz dich von deinem Fokus ablenken, stelle dir vor, dass du statt in den Bauch direkt in deinen Schmerz atmest. Du kannst ganz vorsichtig damit starten und deinen Atem ganz langsam vertiefen. Schicke mit jedem Atemzug neuen Sauerstoff und Energie direkt in das Schmerz-Zentrum und schaffe so mehr Raum in diesem Bereich.

Übung 2: Gehmeditation

Eine weitere Meditationsvariante für den Alltag ist die Gehmeditation. Wenn du gern in der Natur bist, könnte das genau die richtige Form für dich sein! Eine Gehmeditation ist eine aktive Meditation. Hier verbinden sich Körper und Atem miteinander zu einem achtsamen Ganzen. Ich habe schon äußerst erstaunte Blicke geerntet, wenn ich nach der Mittagspause eröffnete, dass ich gerade meditiert hätte. »Ich hab dich gesehen, du bist doch nur spazieren gegangen!«, entgegnete ein Kollege einmal zweifelnd. »Nein. Ganz und gar nicht«, grinste ich. Nur weil es nach lässigem Schlendern aussieht, muss es das noch lange nicht sein. Ich stelle dir hier eine leichte Variante einer Gehmeditation vor, die du gut allein umsetzen kannst, drinnen und draußen:

Laufe los und lasse deinen Atem normal fließen. Konzentriere dich auf deine Atmung. Beginne nun jeden deiner Atemzüge mit 8 Schritten zu verbinden. Einatmen und 8 Schritte dabei gehen. Ausatmen und 8 Schritte dabei gehen. Finde so erst einmal deinen Rhythmus und verbinde deine Bewegungen mit deiner Atmung. Praktiziere dies für einige Minuten. Laufe so, dass du dein Schritttempo ganz deinen Atemzügen anpasst. Wenn du dich eingegroovt hast, reduziere deine Schritte nun auf 6 pro Atemzug. Du wirst merken, dass du automatisch langsamer gehst, vielleicht atmest du auch langsamer, ruhiger? Du kannst auf diese Weise nach und nach die Anzahl deiner Schritte weiter reduzieren. Auf 4 Schritte pro Atemzug. Dann auf 2. Vielleicht schaffst du es sogar, einen Atemzug mit nur einem Schritt zu verbinden? Während dieser Übung wird dein Körper und Geist langsam werden, automatisch runterfahren.

Du kannst dies so lange praktizieren, wie es dir guttut. Ob nur 5 oder 20 Minuten, das entscheidest allein du.

Wenn du bereit bist, mehr auszuprobieren, lege ich dir jetzt noch eine besondere Übung ans Herz: deine eigene Migräne auf einen Kaffee zu treffen, in Form einer Meditation. »Lass mal, ich bin froh, wenn ich die nicht sehen muss«, denkst du jetzt vielleicht. Dann überschlage diese Übung, aber speichere dir in deinem Hinterkopf ab, dass du sie jederzeit nachholen kannst. Tatsächlich kann diese Übung dir enorm helfen. Viele Experten weisen darauf hin, dass man verstehen müsse, was der Schmerz sagen wolle. Ich fand diese Formulierung jahrelang schwierig, weil es für mich implizierte, dass ich offenbar zu begriffsstutzig für die Botschaften meines Körpers war.

Sinnvoll finde ich hingegen, wenn man sich mit seiner Krankheit und seiner Körperwahrnehmung auf unterschiedliche Art und Weise auseinandersetzt. Vielen Menschen fällt es tatsächlich leichter, dies besser zu begreifen, wenn sie sich ihren Schmerz oder ihre Krankheit als Person, als Tier oder als Kraft vorstellen. Auch Namensgebungen beobachte ich häufig. Das hilft wegzukommen von dem bösen Etwas, als das wir unsere Erkrankung oft empfinden.

Meine Migräne habe ich das erste Mal in einem Coaching getroffen. Ich sollte sie mir vorstellen und tat das nur äußerst widerwillig. Irgendwann kam dann aber Tante Migräne zum Vorschein. Eine etwas altbacken gekleidete, ältere Dame. Immer gut angezogen, stets mit einem kleinen Schirm dabei. Ich war ziemlich verwirrt. So sah die aus??? Ich hätte vorab Wetten darauf abgeschlossen, dass es ein bösartiges Monster wäre. Aus diesem Grund wollte ich meine Migräne auch nicht treffen. Ich hatte keine Lust zu sehen, was da Furchtbares in mir wohnt. Aber nichts da. Es war bloß eine wahnsinnig resolute, alte Dame. Allerdings mit Haaren auf den Zähnen.

Wenn Tante Migräne zu Besuch anrollt, dann klopft sie erst leise und dann immer lauter bei mir an. Natürlich kommt sie immer unangekündigt. Wenn ich das Klopfen ignoriere, steht sie mir nichts, dir nichts in meinem Hausflur und macht Rabatz. Und wenn ich auch dies ignoriere, geht sie als letzte Konsequenz im Schlafzimmer mit dem Schirm auf mich los. Ich komme ihr deshalb lieber frühzeitig entgegen. Beruhige sie, rede mit ihr. Sie hält mir dann oft im Hausflur eine Standpauke. Regt sich über Menschen auf, die einfach über meine Grenzen tapsen, und versteht nicht, wieso ich da nichts dagegen mache! Oder das Wetter passt ihr nicht, warum ich mich so übernehme, bei dem Föhn! Ich verspreche dann, mich umgehend um das jeweilige Problem zu kümmern, und leite meine Gegenmaßnahmen ein. Meistens reicht das und die schrullige Tante packt ihr Schirmchen ein und trollt sich wieder.

Das alles kann sich bei dir ganz anders anfühlen. Vielleicht hast du nun aber Lust bekommen, diese Übung einmal auszuprobieren und nachzusehen, wer oder was deine Migräne eigentlich ist?

Übung: Auf einen Kaffee mit deiner Migräne

Nimm dir für diese Übung 15 Minuten Zeit. Stelle sicher, dass du ungestört bist. Du kannst dich aufrecht hinsetzen oder hinlegen, mache es dir bequem. Schließe deine Augen:

Lasse vor deinem inneren Auge einen Raum entstehen, ein schönes Café, in dem du dich wohlfühlst. Schau dich erst einmal um. Du kannst alles so einrichten, wie es dir gefällt. Wie sieht der Raum aus? Was für Sessel stehen dort? Wonach riecht es? Was für leckere Kuchen kannst du entdecken? Gib dir Zeit, dir alles ganz genau vorzustellen. Suche dir nun einen Platz in dem Café aus. An einem schönen Tisch mit zwei Plätzen. Setze dich und bestelle dir ein leckeres Getränk und ein Stück Kuchen.

Wenn du gut sitzt und so weit bist, kannst du nun deine Migräne zu dir an den Tisch bitten. Du hast jederzeit die Möglichkeit, sie wieder wegzuschicken, wenn dir das Gespräch oder ihre Anwesenheit unangenehm wird. Sie kann dir nichts tun und geht sofort, wenn du sie nicht weiter kennenlernen möchtest. Wenn du ihr anfangs nicht traust, kannst du dir auch eine Scheibe zwischen euch denken. Du bist zu jeder Zeit sicher vor ihr.

Schaue deine Migräne nun einmal näher an. Ist sie eine Person? Ein Tier? Eine Form von Energie? Was kannst du wahrnehmen? Was kommt zu dir an den Tisch? Wenn deine Migräne zu groß für den Raum ist, lasse sie schrumpfen, du kannst ihre Größe verändern. Was für Farben kannst du an ihr entdecken? Hat sie Flügel, Arme, Augen, Mund oder Ohren? Vielleicht hat sie sogar Haare und eine Frisur? Trägt sie Kleidung? Oder Fell? Du musst nichts mit ihr tun, darfst einfach nur schauen. Hat deine Migräne einen Namen? Frage sie, wenn du magst.

Wie ist sie heute drauf? Woran merkst du das, kannst du es ihr ansehen? Verändert sie eventuell ihre Farbe, ihre Form?

Wie gefällt es deiner Migräne, dass du mit ihr sprichst und sie ernst nimmst?

Wenn du dich traust, erkundige dich nun bei ihr, was sie von dir möchte. Warte ab, was deine Migräne dir von allein erzählt. Lass sie reden. Wenn sie traurig ist, lass sie traurig sein, wenn sie wütend ist, lass sie wütend sein. Lass sie sein, was sie ist. Wenn du sie trösten magst, dann tröste sie. Wenn du ihr Vorwürfe machen möchtest, dann mache ihr Vorwürfe und höre, was sie dazu sagt. Verbleibe so lang wie du es möchtest mit deiner Migräne.

Mache dich dann langsam bereit, dich von deiner Migräne zu verabschieden. Du kannst sie jederzeit wieder in dem Café treffen, wenn du möchtest.

Komme zurück ins Hier und Jetzt. Nimm den Raum um dich herum wieder wahr. Schenke deinem Körper dann die Bewegungen, die ihm jetzt guttun.

Wie bereits ausgeführt sind Meditation und Achtsamkeitstechniken nicht für jeden Menschen gleichermaßen geeignet. Häufig erachten aber selbst Meditationsskeptiker einige Übungen für sich und ihren Alltag als hilfreich, wenn sie sich erst einmal damit auseinandergesetzt haben. Ob man eine kleine Atemübung dann als Achtsamkeitsübung betiteln möchte oder einfach als Atmen, ist aus meiner Sicht zweitrangig. Es ist ein Puzzleteilchen, das dir helfen kann, deinen Alltag entspannter und glücklicher zu leben.

6.4. Gemeinsam oder einsam

Gemeinsam ist man weniger allein. Stimmt diese Redewendung? Und ist gemeinsam mit entspannt gleichzusetzen, wenn du unter ständigen Schmerzen leidest? Ich behaupte, wer oft Schmerzen hat, setzt sich über kurz oder lang gezwungenermaßen mit diesen Themen auseinander, allein oder in Gesellschaft zu sein. Wann ist Zeit mit mir allein Zeit in Gesellschaft anderer vorzuziehen? Was ist das richtige Maß? Wie so häufig ist es ein Drahtseilakt, den wir Migräne-Clubmitglieder hier vollführen. Und mal wieder ein unfreiwilliger.

Da stellt sich auch die Frage: Wie viele Menschen um mich herum muss ich eigentlich wollen? Was ist normal? Bin ich seltsam, wenn ich mal keine Gesellschaft möchte? Wenn mich meine Familie anstrengt? Wenn ich den Wald schöner finde als eine Party? Und wenn ich gleichzeitig Sehnsucht nach all dem habe. Nach vielen Menschen, nach unbeschwertem Leben. Mir ging das viele Jahre lang so. Und auch heute noch begegnet mir dieses Thema immer wieder aufs Neue. Partys, Kirmes, Konzerte, Karneval. All das mag ich. Und all das ist mir als Migränebetroffener gleichzeitig zu viel. Für diese Erkenntnis habe ich viele Jahre gebraucht. Ich habe diese Dinge früher beinah exzessiv betrieben. Auch aus dem Drang heraus, möglichst normal zu sein. Dabei strengte mich das alles enorm an. An den Tagen nach solchen Events fühlte ich mich leer und völlig erschöpft. Sozialer Kater wird dies umgangssprachlich auch genannt. Dies betrifft nicht nur Menschen mit Migräne, sondern sensible Menschen im Allgemeinen. Zu viele Reize, zu viel von allem sorgen für ein Gefühl der Erschöpfung, die sich auch zu einer Schmerzattacke auswachsen kann. Ein Phänomen, das manchmal bereits beim Zusammentreffen mit nur wenigen Menschen auftritt. »Mir reichen schon drei Leute, die durcheinanderreden. Wenn dieser Zustand lange genug anhält, bekomme ich Migräne!«, erzählte mir eine Dame, die zu mir ins Coaching kam. »Wenn ich dagegen allein bin, tanke ich Kraft! Das versteht mein Umfeld aber nicht so richtig.«

Die rechte Balance zwischen Me-Time und Interaktion

Wieso fällt es uns so schwer, die rechte Balance zwischen gemeinsam und allein zu finden? Grundsätzlich sind wir soziale Wesen und haben den Wunsch nach Interaktion und Gemeinsamkeit. Das ist evolutionär zu erklären. In Familienverbänden stiegen klar die Chancen zu überleben. Heute können wir gut allein leben und überleben, wie Millionen Singlehaushalte in Deutschland jeden Tag aufs Neue beweisen. Nur weiß das unser genetisches Programm nicht. Die Sehnsucht nach Gemeinschaft, nach Verbindung bleibt. Wir wünschen uns Berührungen, Aufmerksamkeit, Interaktion. Typisch menschliche Bedürfnisse, die für uns als Baby überlebenswichtig sind. Erhalten wir diese als Erwachsene nicht, wirkt sich dies dagegen erst einmal auf unsere Stimmung aus. Wir fühlen uns ungeliebt und einsam. Schlimmstenfalls macht uns das krank. Aus Studien wissen wir heute, dass Einsamkeit das Risiko für psychische Erkrankungen erhöht.[37]

Doch Einsamkeit ist nicht mit Alleinsein gleichzusetzen. Einsamkeit ist ein subjektives Gefühl, das als negativ wahrgenommen wird. Alleinsein ist dagegen erst einmal eine Zustandsbeschreibung. Viele Migräne-Clubmitglieder empfinden diesen Zustand als positiv. Er ermöglicht uns, bei uns selbst zu sein. Wir reduzieren dadurch unsere Reize im Außen, Erholung kann so leichterfallen. Am schönsten ist Alleinsein, wenn der Zustand selbst gewählt ist. Wenn ich aktiv entscheide, dass ich nun Zeit mit mir selbst verbringen möchte. Einsam möchte sich dagegen wohl keiner gern fühlen. Das Problem liegt nur leider darin, dass zwischen Alleinsein und Einsamkeit ein extrem schmaler Grat zu verlaufen scheint. Wenn wir uns einsam fühlen, wünschen wir uns sehnsüchtig Gemeinsamkeit, wollen raus aus dem Alleinsein. Obwohl uns dies in gesundem Maße guttut. Die richtige Balance zu finden, ist mit Sicherheit eine der größeren Aufgaben, die sich für uns Migräniker stellt. Zumal Gemeinschaft in unserer Gesellschaft sehr positiv besetzt ist. Wer sich dieser bewusst entzieht, gilt schnell als seltsamer Eigenbrötler und Schlimmeres.

Die Kraft des sozialen Umfelds

Aber wie viele Freunde und Familie brauchen wir überhaupt, um uns gut zu fühlen? Es gibt mittlerweile viele große Studien zur Kraft des sozialen Umfeldes. Eine gute Gelegenheit also, in dieses Thema tiefer einzutauchen.

Im Gespräch mit Ulrike Scheuermann

Eine Expertin, die sich intensivst mit dem Thema beschäftigt hat, ist Diplompsychologin und Autorin Ulrike Scheuermann. Ich freue mich, dass sie uns an ihren Erkenntnissen teilhaben lässt.

Liebe Ulrike, schön, dass wir über die Kraft des sozialen Umfelds sprechen! Wie gesund sind denn Freunde und Familie für uns?
Ulrike Scheuermann: »Unser gesamtes Netz sozialer Kontakte und die ganz nahen stabilen Sozialkontakte sind tatsächlich die Nummer 1 und 2 für Gesundheit und für ein langes Leben! Dies ist wissenschaftlich sehr gut in vielen großen Langzeitstudien belegt,[38] aber leider nicht sehr bekannt. Wenn man Menschen befragt, was sie meinen, was am gesündesten für ein langes Leben sei, dann werden stets die Klassiker wie Ernährung und Fitness genannt. Enge Sozialkontakte und das gute Eingebettetsein in eine Gemeinschaft landen üblicherweise auf Platz 9 und 11. Also unter ferner liefen.«

Das ist wirklich überraschend! Was ist denn genau mit einem stabilen Netzwerk gemeint?
Ulrike Scheuermann: »Dabei geht es um das Gefühl des Eingebundenseins. Das zielt in erster Linie auf Familie und Freunde ab, betrifft genauso aber auch gute Nachbarn, den erweiterten Freundeskreis, Kollegen oder Vereine. Wie eingebunden fühle ich mich da? Ich gehe zum Beispiel einkaufen und rede kurz mit der Verkäuferin, das sind vielleicht ein netter Gruß, drei Sätze, die man miteinander wechselt. Bei nahen, stabilen Sozialkontakten wie Freunden und Familie wiederum steht im Vordergrund, dass ich mich auf sie verlassen und mich emotional öffnen kann. Nah meint hier nicht unbedingt körperlich nah, sondern emotional nah. Dass man auch Schwieriges besprechen und Emotionen miteinander teilen kann und weiß, dass man auch nachts anrufen könnte, wenn man ein Problem hat, auch wenn man nicht mit der Person zusammenwohnt. Es ist gut, wenn man mehrere solcher Personen hat, aber auch eine ist bereits Gold wert.«

Nun ist es insbesondere für Menschen mit Schmerzen häufig nicht so leicht, viele Sozialkontakte zu pflegen. Wie viele Freunde brauchen wir überhaupt?

Ulrike Scheuermann: »Das ist abhängig von Persönlichkeitseigenschaften wie Intro- oder Extravertiertheit, von der Qualität der Beziehungen und was man auch selbst für Bindungserfahrungen hat. In der Forschung kursiert immer wieder der Wert drei bis fünf. Also, drei nahe, stabile Sozialkontakte sind schon super. 15 enge Freunde kann zum Beispiel keiner schaffen. Der begrenzende Faktor dabei ist die soziale Zeit, so viel haben wir davon ja nicht. Zeit ist aber wichtig, damit Kontakte nah werden und auch bleiben. Ab sechs bis sieben Freunden wird es laut Netzwerkforschung stressig. Das wurde auch in der Zufriedenheitsforschung bestätigt. Auch hier zeigte sich, dass fünf enge Sozialkontakte am zufriedensten machen, bei mehr nimmt die Zufriedenheit wieder ab, weil die Beziehungspflege stressig wird. Wie gesagt, das sind Forschungsergebnisse, ich würde da keine Regel aufstellen wollen. Es ist wichtig, auf sich selbst zu achten und darauf, was jeder im Einzelfall braucht.«

Welche drei einfachen Dinge kann ich denn tun, um meine Freundschaften zu pflegen?

Ulrike Scheuermann: »Am wichtigsten ist die Zeit, die man miteinander verbringt. Das hat eine enorme Auswirkung auf die Nähe und auf den Grad der Freundschaft. Dabei sind auch WhatsApp und Social Media gut, um den Kontakt zu pflegen. Viel mehr zählt aber die direkte Verbindung. Auch das geht per Videomeeting oder am Telefon, am allerbesten aber ist das persönliche Treffen. Neben Zeit ist dann auch körperliche Nähe, zum Beispiel in Form von Berührungen, eine sehr gute Möglichkeit, Beziehungen zu vertiefen, Vertrauen zu fördern, sich zu beruhigen. Als Drittes wären noch Geschenke zu nennen. Das ist übrigens weltweit in allen Kulturen ein gängiger Kanal: sich Kleinigkeiten zu schenken, um sich zu zeigen, dass die andere Person einem wichtig ist. Der Bindungseffekt ist dabei noch größer, wenn es etwas Originelles ist, bei dem man merkt, die andere Person hat sich Gedanken gemacht.«

Ist emotionale Nähe messbar? Also was passiert biologisch gesehen in unserem Körper, wenn wir in ein soziales Umfeld gut eingebettet sind?
Ulrike Scheuermann: »Zum einen entsteht ein emotional beruhigender Effekt. Dazu gibt es tolle Studien mit Paaren, bei denen man per MRT nachweisen konnte, dass das Stresslevel viel niedriger war, wenn der andere einem die Hand hielt. Dann macht gutes Eingebettetsein natürlich Freude: Glückshormone und Bindungshormone werden freigesetzt, was wiederum die Stresshormone mindert, oder gleich verhindert, dass sie überhaupt ausgeschüttet werden. Die positive Wirkung ist also ohne Zweifel auch körperlich nachweisbar. Wir sind einfach so konditioniert: Der Mensch ist ein durch und durch soziales Wesen und hat seit Millionen von Jahren in sozialen Beziehungen gelebt. In guten Beziehungsnetzen tritt daher ein stark beruhigender Effekt ein, wir fühlen uns sicher. Bei Einsamkeit wird das Gegenteil sichtbar, das Stresslevel geht hoch, und Menschen misstrauen mehr.«

Inwiefern können sich Umarmungen und körperlicher Kontakt auch auf Schmerzen auswirken?
Ulrike Scheuermann: »Indirekt über das Stresslevel, dadurch ist es möglich, Schmerzen anders zu empfinden und zu bewältigen. Und ganz direkt über die noch gar nicht so lang erforschten C-taktilen Nervenfasern. Es gibt tatsächlich Nervenfasern, die reagieren nur auf langsames, sanftes Streicheln, genauer fünf Zentimeter pro Sekunde. Das ist genau die Art von Streicheln, die Eltern automatisch bei Babys oder Kindern einsetzen. Das beruhigt messbar. Diese Nervenfasern stehen quasi in Konkurrenz zu den Schmerzrezeptoren. Wenn also dieses Streicheln da ist, kann der Schmerz nicht gleichzeitig genauso stark da sein. Noch etwas besser funktioniert dieses Prinzip sogar mit Selbstberührungen. Ich finde das wahnsinnig wichtig zu wissen, weil man ja auch nicht immer jemanden um sich hat oder, gerade wenn man Schmerzen hat, auch gar nicht immer jemanden um sich haben will.«

Ein wirklich entscheidender Punkt und wichtig für uns alle zu wissen! Ich danke dir für das spannende Gespräch, liebe Ulrike.

Familie und gute Freunde können uns also messbar glücklicher und gesünder machen! Dabei geht es gar nicht um die Quantität deiner sozialen Kontakte, sondern um die Qualität! Je wohler du dich fühlst, umso entspannender wirken sie auf dich. Ein wichtiger Aspekt beim Thema Entspannung sind dabei die körperlichen Berührungen, die wir mit Freunden und Familien austauschen. Die Umarmung des Kindes, der Kuss des Partners oder der nasse Schnauzenstupser unseres Haustiers. Das kann vieles sein!

Die Ausschüttung positiver Hormone wie des Bindungshormons Oxytocin und des Wohlfühlhormons Serotonin in diesen Momenten kann nicht nur dein Glücks-, sondern auch dein Schmerzempfinden beeinflussen! Aus meiner Sicht ist es deshalb doppelt wichtig, sich als Betroffener regelmäßige Berührungen zu sichern. Im Familienverbund hat man es in diesem Fall leichter als Singles. Doch selbst in der Großfamilie steht nicht rund um die Uhr jemand zum Streicheln und Umarmen zur Verfügung. Wie Ulrike Scheuermann im obigen Interview bereits ausführte, eignen sich hier auch Selbstberührungen. Wem das schwerfällt, dem rate ich zu Massagen. Dadurch sinkt der Spiegel unseres Stresshormons Cortisol wieder, und wir entspannen uns. Das Allgemeinbefinden lässt sich so im Nu enorm steigern. Denn unser Körper schüttet nicht nur Hormone bei den Berührungen unserer Familienmitglieder aus, sondern ebenfalls unter den professionellen Händen eines Masseurs. Also eine tolle Möglichkeit, seinen Hormonhaushalt schnell zu pushen! Dieser Effekt wird mittlerweile auch therapeutisch genutzt, z. B. bei Depressionen, aber auch Essstörungen und Krebs.[39]

Übung: Was heißt Alleinsein für dich?

Wie gehst du mit dem Thema Alleinsein um? Beantworte die folgenden Fragen, um dir darüber klar zu werden, was du für gesundes Alleinsein und das Leben in Gemeinschaft benötigst.

✓ In welchen Situationen genießt du den Kontakt zu anderen Menschen besonders?

✓ Wie viele gute Freunde hast du?

✓ Wie oft bist du mit diesen in Kontakt (auch virtuell)?

✓ Wie stellst du körperliche Nähe in deinem Alltag sicher?

✓ In welchen Situationen hilft es dir, allein zu sein?

✓ Wie oft am Tag und in der Woche benötigst du Zeit für dich?

✓ Wie oft kommst du dazu?

✓ Wie füllst du die Zeit mit dir, sodass es dir nachhaltig guttut?

✓ Wie stellst du sicher, dass du dir diese Me-Time im Alltag nehmen kannst? Was benötigst du, um es zukünftig zu tun?

Du bist und bleibst ein soziales Wesen. Mit Migräne. Sinnvolle Krankheitsprävention heißt in diesem Fall nicht, dass du auf keine Partys mehr gehen und dich nur noch dem Alleinsein widmen sollst. Beides ist wichtig für dich! Nur so gelingt Entspannung. Achte darauf, was dir selbst guttut, und finde deine Balance mit diesen Themen. Sodass du zukünftig Gemeinschaft und Alleinsein noch mehr genießen kannst.

6.5. Praxiscoaching: Deine persönliche E-Liste

Entspannung kann viel mehr sein, als auf der Couch zu liegen oder Yoga zu machen. Du hast in diesem Kapitel einige Techniken und Angebote kennengelernt. Nun gibt es wieder einen beispielhaften Überblick, und du kannst für dich passende Tools zusammentragen.

ENTSPANNUNG	
Kommunikation	Streiten lernen, neutrale Beobachterrolle, lösungsfokussierter Ansatz u. m.
Meditation & Achtsamkeit	MBSR- & Achtsamkeitskurse, Apps & Bücher, technische Meditationsdevices, Seminare u. m.
Faszienarbeit	Yin Yoga, neurogenes Zittern, Osteopathie, Faszienrollen u. m.
Hormone	Umarmungen, Sex, Massagen, Sonne, Nüsse, Schokolade, Bewegung, Lachen u. m.
Hobbys	Sport, kreative Tätigkeiten, Freunde & Familie, Tiere, soziales Engagement
Atemtechniken	Bauchatmung, yogische Vollatmung, Feueratem, Wechselatmung u. m.
klassische Entspannungstechniken	Autogenes Training, Progressive Muskelentspannung, Biofeedback u. m.

Kommunikation: Deine Bedürfnisse klar formulieren zu können ist ebenso hilfreich, wie notfalls streiten zu können, wenn es deiner Gesundheit guttut. Diese Fähigkeiten lassen sich erlernen, zum Beispiel in speziellen Seminaren, die oft mehr Spaß machen, als man auf den ersten Blick annehmen würde. Viele Unternehmen bezahlen ihren Mitarbeitern derartige Kurse im Rahmen beruflicher Weiterbildung. Das Großartige dabei: Das Wissen, das dich im Beruf weiterbringt, kannst du natürlich auch zu Hause nutzen. Mit dem Chef und Kollegen konstruktiv streiten zu lernen, lässt sich auch auf deine Familiensituation übertragen. Auch Volkshochschulen bieten in dem Bereich regelmäßig Kurse an. Wenn dich die Thematik allerdings sehr belastet und blockiert, lohnt hingegen der Gang zum Psychotherapeuten oder Coach.

Meditation/Achtsamkeit: Mittlerweile ist für jeden das Passende zu diesem Themengebiet auf dem Markt. Neben Apps, Kursen und Büchern gibt es inzwischen auch technische Devices, die dich dem Meditieren näherbringen können. Diese sind allerdings nicht ganz preisgünstig. Solche technische Hilfen können hilfreich für Menschen sein, denen bisher der Zugang zur Meditation fehlte. Im Übrigen werden viele Meditationsangebote von Krankenkassen übernommen. Und auch im Rahmen von Bildungsurlaub und beruflicher Weiterbildung finden sich entsprechende Angebote. Es kann sich also lohnen, einmal bei deiner Firma nachzufragen.

Faszien: Auch an dieser Stelle nehme ich die Faszien wieder auf. Fasziale Entspannung hat enormes Potenzial und kann aus meiner Sicht gar nicht oft genug genannt werden, denn körperliche Entspannung kann geistige Entspannung nach sich ziehen. Und umgekehrt. Du kannst diese Mechanismen für dich nutzen! Wenn du deinen Geist einmal schwer entspannen kannst, probiere es stattdessen über deine Faszien. Faszienrollen gibt es mittlerweile sogar beim Discounter, die passenden Anleitungen findest du ebenfalls kostenlos im Netz.

Hormone: Körpereigene Hormone zum Entspannen zu nutzen, das klingt ziemlich gewitzt. Und das ist es auch. Alles, was deinen Körper anregt, die Hormone Oxytocin, Serotonin und Dopamin auszuschütten, kann helfen, dass du dich besser fühlst. Bei Serotonin und Dopamin erreichst du das neben geeigneter Ernährung wie z. B. Nüssen[40] auch durch Bewegung[41], Massagen, Meditation oder Sonnenlicht[42]. Für mehr Oxytocin steht unter anderem Kuscheln hoch im Kurs. Die Welt sieht danach jedes Mal ein bisschen besser aus als zuvor. Den Hormonen sei Dank! Was könntest du in deinen Alltag einbauen, um mehr dieser glücklich machenden Hormone auszuschütten?

Hobbys: Viele Betroffene berichten mir, dass sie die Natur als besondere Kraftquelle erleben und ihre Hobbys so weit als möglich nach draußen verlegen, sei es nun spazierengehen, Sport im Freien treiben, malen oder einfach nur draußen sitzen und den Blick umherschweifen lassen. Auch der momentane Trend Waldbaden hat seinen Ursprung darin, dass die Natur offenbar eine ganz besondere Entspannungswirkung auf den Menschen entfaltet. Als Migräne-Clubmitglied ist dies besonders heilsam, da du unter freiem Himmel dosierteren Reizen ausgesetzt bist als im dicht gedrängten Alltag. Welche Hobbys tun dir nachhaltig gut und welche nicht? Magst du soziale Verbundenheit, welcher Rahmen ist diesbezüglich der richtige für dich?

Atmen: Es gibt wohl wenig, das mit so wenig Aufwand verbunden und gleichzeitig so effektiv ist, wie zu atmen, um sich zu entspannen. Praktischerweise hast du deine Lunge immer dabei. Nicht umsonst werden Atemtechniken in der Therapie psychischer Erkrankungen genutzt. Der Atem kann helfen, uns auch in fordernden Situationen wieder mit uns selbst zu verbinden. Die Umwelt außen vor zu lassen und darauf zu achten, was wir eigentlich gerade benötigen. Erlernen kannst du dies in Yogaklassen, mithilfe diverser Internettutorials und vielen Büchern zum Thema. Aber auch Singen sorgt für tieferes Atmen und bietet zum Beispiel im Chor auch Spaß in Gemeinschaft extra.

Klassische Entspannungstechniken: Egal, ob es sich um eine neue, hippe Relax-Methode handelt oder es Klassiker wie autogenes Training oder Progressive Muskelentspannung sind, die Hauptsache ist, du kannst dich damit anfreunden. Denn nur dann wirst du das Tool auch für dich im Alltag nutzen. Was hat sich für dich als hilfreich erwiesen, und was möchtest du gern noch erlernen?

Vermisst du einige Dinge auf der Liste, die dich entspannen? Zum Beispiel bestimmte Düfte, den Besuch bei deinem Friseur oder das Malen mit deinen Kindern? Schreib es dir auf! Alles, was hilft, ist großartig und sollte in deiner Entspannungssäule festgehalten werden!

ENTSPANNUNG

7. Dein T. E. K. E.®: Do it your way!

Wenn du dieses Buch bis hierhin gelesen und die Übungen gemacht hast, solltest du jetzt alle Buchstaben deines T. E. K. E.® vorliegen haben. Du hast mit deinen vier maßgeschneiderten Listen nun vielseitige Möglichkeiten zu arbeiten. Sowohl im Alltag, in der Migräne-Vorphase als auch im Akutfall. Ich kann dir nur empfehlen, dir dein ausgefülltes T. E. K. E.®-Modell irgendwo hinzulegen oder aufzuhängen, sodass du immer die Möglichkeit hast, schnell darauf zuzugreifen. Auch für dein familiäres Umfeld kann es hilfreich sein, das Modell im Blick zu haben. Du unterstreichst damit auch die Wichtigkeit deiner Migräneprävention. Es ist klar für jeden ersichtlich, dass sie Teil deines Alltags ist und in dieser Funktion wünschenswerterweise auch ernst genommen werden sollte.

T. E. K. E.® im Alltag

Dein Alltag ist großartig geeignet, um ihn zur Prävention zu nutzen. Das muss kein ausuferndes, dogmatisches Programm sein, das du jeden Tag absolvierst. Wichtig ist, dass du es im Blick hast und dir darüber im Klaren bist, dass dies zu deinem Leben als Mensch mit Migräne dazugehört. Je mehr Routinen du dabei bezüglich deiner Alltags-Prophylaxe entwickelst, umso besser. Nachfolgend findest du zu jeder Säule des T. E. K. E.®-Modells Fragen und Tipps, die dich bei der Erstellung deiner Alltagsroutine unterstützen können. Vielleicht kommen dir dabei Ideen, die du direkt in deinem T. E. K. E.®-Modell ergänzen möchtest? Denke immer daran, alles, was du dir notierst, kann sich als hilfreich erweisen.

Trigger:

✓ Was kannst du direkt verändern, um einem oder mehreren deiner Trigger im Alltag seltener zu begegnen?

✓ Was möchtest du dir in Zukunft näher anschauen, um mögliche versteckte Trigger aufzudecken?

✓ Wie machst du das? Was benötigst du dafür?

✓ Welche Experten könnten dir dabei helfen?

✓ Beschäftige dich immer mit einer Sache nach der anderen, nicht parallel mit vielen. Dies nimmt dir den Überblick, und wenn du Pech hast, verfälscht das die Ergebnisse. Ich weiß, du möchtest schnellstmöglich schmerzfreier werden, aber deine eigene Präventionsroutine zu entwickeln, benötigt Zeit. Schnell zu machen, bringt dich hier nicht weiter.

Energiehaushalt:

✓ Was kannst du jeden Tag für deinen Energiehaushalt tun? Finde mindestens drei Dinge.

✓ Wähle vermehrt Sachen, die dich nicht mehr als fünf Minuten Zeit kosten. Je länger etwas dauert, umso niedriger die Chance, dass du es regelmäßig tust.

✓ Wähle Dinge, die dir guttun und bestenfalls Freude bereiten. Wenn du dich jedes Mal überwinden musst, machst du es dir unnötig schwerer. Prävention darf Spaß machen.

Körperarbeit:

✓ Wie oft benötigst du Körperarbeit? Jeden Tag? Einmal die Woche? Zweimal im Monat?

✓ Finde Dinge, die du genießen kannst und die sich nicht nur nach Pflicht anfühlen.

✓ Mache im Kalender Termine mit dir selbst aus. Vielleicht möchtest du alle zwei Wochen in die Sauna oder dir eine Massage gönnen?

✓ Drehe an Stellschrauben: Deine Physiotherapie ist vielleicht nervig, aber auch hier kannst du Kleinigkeiten verändern.

Achte zum Beispiel auf einen netten Therapeuten, mit dem du dich gut verstehst, und auf ein schönes Ambiente, das allein kann die Sache enorm verbessern.

Entspannung:
✓ Wie oft möchtest du Entspannung in deinen Alltag einbauen? Mehrmals am Tag? In der Woche?
✓ Wie kann das konkret aussehen?
✓ Was benötigst du, um das umzusetzen?
✓ Schlage zwei Fliegen mit einer Klappe, indem du Entspannung mit Körperarbeit verbindest. Ein Saunagang deckt zum Beispiel beides ab!
✓ Wähle entspannende Tätigkeiten, die dir möglichst keine Energie nehmen, sondern geben.
✓ Plane anfangs drei- bis fünfmal mehr Zeit ein. Denke daran, dass dein Körper sehr lange braucht, um sich zu entspannen.

Generell gilt: Weniger und effektiv ist mehr! Selbst wenn du jeden Tag nur zwei Minuten in deine Prävention investierst, ist das besser als nichts! Vor allem spielt das Thema in deinem Kopf jeden Tag eine Rolle – das allein macht eine Menge aus. Sei dabei nicht zu streng mit dir selbst, wenn du deine Prophylaxe-Einheit einmal vergisst. Das erzeugt Stress, und genau den möchtest du ja vermeiden.

T. E. K. E.® in der Vorphase einer Attacke

Egal, ob am Ende ein Migräneanfall daraus wird oder nicht, blicke bei ersten Anzeichen bereits auf dein T. E. K. E.®. Häufig lassen sich Attacken in dieser Phase noch beeinflussen. Nutze diese Chance! Probiere aus, was dir hier guttut und was nicht. Lasse es lieber auf eine Runde Migräne ankommen, als dass du etwas aus Furcht davor nicht austestest. Es hilft dir, deine Möglichkeiten besser kennenzulernen, und du weißt es dann beim nächsten Mal immerhin besser. Zig Sachen zu wissen, die ganz sicher nicht für dich funktionieren, sind besser, als grundlos Angst zu haben. Alles, was du ausschließen kannst, ist ein Erfolg. Nur so fügt sich dein Puzzle zu einem Bild. Diese Fragen kannst du dir in der Vorphase einer möglichen Attacke stellen:

Trigger:
✓ Welche Trigger sind momentan bei dir aktiv? Inwiefern sind emotionale Stressoren beteiligt?
✓ Was kannst du aktiv tun, um diese Trigger zeitnah zu verändern?
✓ Was benötigst du dafür?
✓ Inwiefern kannst du deine Fähigkeiten und Hilfen aus den Bereichen Energiehaushalt, Körperarbeit oder Entspannung dafür nutzen?

Energiehaushalt:
✓ Wie steht es momentan um deinen Energiehaushalt? Inwiefern zeigen sich dort Dysbalancen?
✓ Was kannst du tun, um direkt mehr Balance in dein Leben zu holen?
✓ Welche Sache würde dir jetzt zusätzlich Energie abziehen? Vermeide diese, egal, was es kostet.

Körperarbeit:
✓ Was kannst du aktiv für deinen Körper tun, um ihn zu unterstützen?
✓ Welchen Experten kannst du aufsuchen, um die Attacke zu beeinflussen?
✓ Konzentriere dich auf sehr sanfte, meditative Sportarten, falls dir nach Bewegung ist.

Entspannung:
✓ Gerade im Vorfeld einer Attacke findest du in deiner Entspannungssäule gute Ideen, was dir jetzt guttun könnte.

✓ Was benötigst du, um dich besser auf Entspannung einlassen zu können? Wer könnte dir dabei helfen?

✓ Was kann dein Umfeld dazu beitragen? Was muss es dafür wissen?

T. E. K. E.® in der Akutphase

Die Attacke ist da, nichts geht mehr? Auch dann hilft ein Blick auf dein T. E. K. E.®. Dein Körper ist zu diesem Zeitpunkt sehr gestresst, das hat zur Folge, dass dir die einfachsten Dinge eventuell nicht mehr einfallen. Wie gut, dass du deine T. E. K. E.®-Listen hast.

Trigger:

✓ Inwiefern gibt es aktive Trigger, die sich jetzt noch ausschalten lassen? Wer kann dir dabei behilflich sein?

✓ Wie steht es um deine emotionalen Stressoren? Steht zum Beispiel etwas in den nächsten Tagen an, das dir Sorge bereitet? Was kannst du verändern, damit es direkt leichter für dich wird?

✓ Was solltest du jetzt dringend vermeiden?

Energiehaushalt:

✓ Dein Energiehaushalt ist aktuell komplett im Keller. Akzeptiere, dass dein Körper Zeit braucht, um seine Batterien wieder aufzufüllen.

✓ Gibt es etwas, das du oder jemand in deinem Umfeld tun kann, das dich wieder in deine Kraft bringt?

✓ Halte Energiefresser in diesem Moment mit allen Mitteln fern von dir. Gib dir selbst die Erlaubnis, dass deine Gesundheit gerade vorgeht.

✓ Lasse dich zu nichts überreden, von dem du weißt, dass es dir nicht guttut. Deine Batterien können sonst nicht in Ruhe aufladen!

Körperarbeit:

✓ Was hilft deinem Körper jetzt, um wieder in Kraft zu kommen?

✓ Welcher Experte kann dir Linderung schenken?

Entspannung:

✓ Was schenkt dir in der Akutphase Entspannung?

✓ Was verhindert es eventuell? Wie kannst du oder jemand in deinem Umfeld das aktiv ändern?

Du siehst, du hast in jedem Stadium deiner Migräne eine Bandbreite an nicht medikamentösen Möglichkeiten, um auf sie einzuwirken. Verlasse dich nicht allein auf deine Medikamente, sondern nimm auch die anderen Optionen wahr. Sie wirken häufig nicht so vielversprechend, doch gerade in der Gesamtheit können sie dir viel von deiner Lebensqualität wiedergeben und sichern. Wie das aussieht, kannst du dir auf dich individuell zugeschnitten erarbeiten.

8. Veränderung beginnt mit Schuhe-Anziehen. Ein Fazit

Veränderung kann ein tolles Wort sein. Oder ein schlimmes. Je nachdem, was du damit verbindest. Mir hat Veränderung in meinem Leben oft Angst gemacht. Hinterher war es dann aber meist gar nicht so schlimm. Seitdem ich begonnen habe, die meisten Veränderungen in meinem Leben selbst zu initiieren, finde ich das Ganze mittlerweile oft cool. Natürlich lässt sich nicht alles nach meinen Wünschen verändern. Aber ich habe gelernt, dass sich sogar Situationen meinen Wünschen entsprechend gestalten lassen, in denen gefühlt erst einmal gar nichts mehr zu gehen scheint. Ich kann selbst entscheiden, wie ich leben will, wie ich mich fühlen will, und wie ich mit meiner Erkrankung umgehe! Und genau das gilt auch für dich!

Ich wünsche dir von ganzem Herzen, dass du immer mehr das Leben führen kannst, das dich und deinen Körper glücklich macht. Das kann ein längerer Weg werden, dafür kann aber jeder kleine Schritt wichtig sein und schon tolle Veränderungen mit sich bringen. Deshalb ist es wichtig, dass du dir für diesen Weg auch die richtigen Schuhe anziehst. Die, die wirklich zu dir passen, nicht zu irgendwem sonst. Und wo es dann langgeht, entscheidest allein du. Bloß eines noch: Lauf los. Heute. Nicht irgendwann. Mit welcher kleinen Sache startest du noch heute? Wenn dir nichts einfällt, schau doch noch einmal ins Buch. Es gibt so viel, was du heute tun kannst, und sei es auch ein scheinbar noch so kleiner, erster Schritt.

Ich danke dir für dein Vertrauen und wünsche dir von ganzem Herzen gute Besserung!

Deine Meike

Weiterführendes

Du hast Fragen und möchtest mit mir in Kontakt kommen? Hier findest
du mehr Informationen zu mir und meinen Angeboten:
www.meikestatkus.de
info@meikestatkus.de
Instagram: migraenefrei_meikestatkus

Interviewpartner:
Tanja Klein: https://kleincoaching.de/
Prof. Dr. Dagny Holle-Lee: https://www.uk-essen.de/wkz
Dr. Nadine Webering: https://www.drnadinewebering.com/
Marcus Kalz: https://www.marcus-kalz-personal-training.de/
Dr. Reza Mesrian: http://www.orthopaedicum.online
Stefanie Arend: https://yinyoga.de/
Beata Korioth: https://www.beatakorioth.de/
Ulrike Scheuermann: https://ulrike-scheuermann.de/

Westdeutsches Kopfschmerzzentrum:
Universitätsklinikum Essen
OPZ 1
Hufelandstr. 55
45147 Essen
https://www.uk-essen.de/wkz/startseite/

Migränewissen & Selbsthilfegruppen:
Migräneliga e.V.
https://www.migraeneliga.de/

EMDR-Coaches & Therapeuten:
https://www.emdr-akademie.de/therapeuten/

Bezugsadressen EMDR-Selbstcoachingtools:
Coach dein Glück: https://www.coach-dein-glueck.de/

ZENbo®Balance-Trainer:
https://www.zenbo-balance.com/trainerliste/

Buch-Empfehlungen:
»Goodbye Stress! Halte die Welt an, atme und finde zurück in deine Kraft«, Beata Korioth, Arkana, 2018
»Gesund durch Yin Yoga«, Stefanie Arend, Südwest, 2021

Danksagung

Ich danke von Herzen meinem Partner Jesper für sein bedingungsloses Dasein und seinen unerschütterlichen Glauben an mich und meine Ideen, Ruth Urban für ihre Unterstützung bei meinem Buch-Exposé, ihrer wundervollen Hündin Ada fürs Kuscheln in schweren Stunden, Tanja für ihre inspirierende Kraft zu jederzeit, Corinna, Evelyn und Daniela für ihre ehrlichen, konstruktiven Meinungen während des gesamten Entstehungsprozesses, meinen großartigen Interviewpartnern für die Bereicherung meines Buches durch ihr wertvolles Wissen und zu guter Letzt danke ich den vielen Betroffenen, die mich während meiner Buch-Reise persönlich oder auf Social Media unterstützt haben, sei es durch liebe Nachfragen, Ideen oder aufmunternde Worte. Ohne Euch wäre dieses Buch nicht möglich gewesen!

Anmerkungen

1. Vgl. *Migräne und Spannungskopfschmerz in Deutschland. Prävalenz und Erkrankungsschwere im Rahmen der Krankheitslast – Studie BURDEN 2020*, in: Journal of Health Monitoring, 2020, S. 19.
2. Vgl. M. Sack et al., *A Comparison of Dual Attention, Eye Movements, and Exposure Only during Eye Movement Desensitization and Reprocessing for Posttraumatic Stress Disorder: Results from a Randomized Clinical Trial*, in: Psychotherapy and Psychosomatics, 2016.
3. Vgl. Melina von Wernsdorff, Martin Loef, Brunna Tuschen-Caffier & Stefan Schmidt, *Effects of open-label placebos in clinical trials: a systematic review and meta-analysis*, Nature, 2021.
4. Vgl. A. Gerhardt, S. Leisner, M. Hartmann et.al., *Eye Movement Desensitization and Reprocessing vs. Treatment-as-Usual for Non-Specific Chronic Back Pain Patients with Psychological Trauma: A Randomized Controlled Pilot Study*, Frontiers, 2016.
Sowie: Tonya Edmond, Allen Rubin, *Assessing the Long-Term Effects of EMDR: Results from an 18-Month Follow-Up Study with Adult Female Survivors of CSA*, in: Journal of Child Sexual Abuse 13(1), 2004.
5. Vgl. *The me you can't see*, Harpo Productions, 2021
6. Vgl. Alan Main MSc, Dr. Andrew Dowson MB, Dr. Michael Gross, *Photophobia and Phonophobia in Migraneurs Between Attacks*, in: Headache. The Journal of Head and Face Pain, 2002.
7. Vgl. Lise Solotareff, Jean-Christophe Cuvellier, Alain Duhamel et al., *Trigger Factors in Childhood Migraine: A Prospective Clinic-Based Study From North of France*, in: Journal of Child Neurology, 2017.
8. Vgl. Leslie Kelman, *The triggers or precipitants of the acute migraine attack*, in: Cephalalgia, 2007.
9. Vgl. Willebrordus P. J. van Oosterhout, Guus G. Schoonman, Erik W. van Zwet et al., *Female sex hormones in men with migraine*, in: Neurology®, 2018
10. Vgl. Ioanna Spanou, Anastasia Bougea, George Liakakis et al., *Relationship of Migraine and Tension-Type Headache with Hypothyroidism*, in: Headache: The Journal of Head and Face Pain, 2019.
11. Vgl. N. Breslau, R. B. Lipton, W. F. Stewart et al., *Comorbidity of*

migraine and depression: investigating potential etiology and prognosis, in: Neurology®, 2003.

12. Vgl. Jiyoung Kim, Soo-Jin Cho, Won-Joo Kim et al., *Insufficient sleep is prevalent among migraineurs: a population-based study,* in: Headache: The Journal of Head and Face Pain, 2017.

13. Vgl. Adam J. Krause, Aric A. Prather, Tor D. Wager et al., *The Pain of Sleep Loss: A Brain Characterization in Humans,* in: Journal of Neuroscience, 2019.

14. Vgl. Julie Le Gal MD, Jean-Francois Michel, *Association between functional gastrointestinal disorders and migraine in children and adolescents: a case-control study,* in: Lancet Gastroenterology & Hepatology, 2016.

15. Vgl. Andrew P. Hill, Thomas Curran, *Multidimensional Perfectionism and Burnout: A Meta-Analysis. Personality and Social Psychology Review,* in: Personality and Social Psychology Review, 2015.

16. Vgl. Walther Cannon, *Bodily Changes in Pain, Hunger, Fear and Rage: An Account of Recent Researches into the Function of Emotional Excitement,* Appleton, 1915.

17. Name hier und nachfolgend geändert

18. Vgl. Stephanie Darabaneanu, Claudia H. Overath, *Does an aerobic endurance programme has an influence on information processing in migraineurs?,* in: Headache: The Journal of Head and Face Pain, 2014. Sowie: Emma Varkey, Asa Cider, *Exercise as migraine prophylaxis: a randomized study using relaxation and topiramate as controls,* in: Cephalalgia, 2011.

19. Vgl. Markus Gerber, Mats Börjesson, *Fitness Moderates the Relationship between Stress and Cardiovascular Risk Factors,* in: Medicine & Science in Sports & Exercise, No. 48, 2016.

20. Vgl. Robert Koch Institut, *Journal of Health Monitoring. Migräne und Spannungskopfschmerz in Deutschland. Prävalenz und Erkrankungsschwere im Rahmen der Krankheitslast-Studie BURDEN 2020,* S. 13/14.

21. Vgl. J. Hvedstrup, L. Kolding, *Increased neck muscle stiffness in migraine patients with ictal neck pain: A shear wave elastography study,* in: Cephalalgia, 2020.

22. Vgl. Maria Giraki, Christine Schneider, *Correlation between stress, stress-coping and current sleep bruxism,* in: Head & Face Medicine, Volume 6, 2010.

23. Vgl. R. Schleip, T. Findley, L. Chaitow, P. Hijing, *Lehrbuch Faszien,* Elsevier URBAN & FISCHER, 2014. Sowie: T. Myers, *Anatomy Trains: Myofasziale Leitbahnen,* Elsevier URBAN & FISCHER, 2010.

24. Vgl. R. Schleip, T. Findley, L. Chaitow, P. Hijing, *Lehrbuch Faszien*, Elsevier URBAN & FISCHER, 2014.
25. Vgl. Andreas Schilder, Ulrich Hoheisel, Walter Magerl et al., *Sensory findings after stimulation of the thoracolumbar fascia with hypertonic saline suggest its contribution to low back*, in: PAIN. The Journal of the international Association for the Study of Pain, 2013.
26. Vgl. Helene Langevin, James R. Fox, Cathryn Koptiuch et al., *Reduced thoracolumbar fascia shear strain in human chronic low back pain*, in: BMC Musculoskelet Disorders, 2011.
27. Vgl. Helene Langevin, Takumi Fujita, Nicole A. Bouffard, *Fibroblast cytoskeletal remodeling induced by tissue stretch involves ATP*, in: Journal of cellular physiology, 2013.
28. Vgl. Robert Schleip, Giulio Gabbiani, Jan Wilke et al., *Fascia is able to actively contract and may thereby influence musculoskeletal dynamics: A histochemical and mechanographic investigation*, in: Frontiers in physiology, 2019.
29. Vgl. https://dmkg.de/therapie-empfehlungen/migraene/die-dmkg-warnt-piercing-ist-nicht-zur-therapie-der-migraene-geeignet
30. Vgl. Lara Puhlmann, Pascal Vrtička, Roman Linz et al., *Contemplative Mental Training Reduces Hair Glucocorticoid Levels in a Randomized Clinical Trial*, in: Psychosomatic medicine, 2021.
Sowie: Veronika Engert, Bethany E. Kok, Ioannis Papassotiriou et al., *Specific reduction in cortisol stress reactivity after social but not attention-based mental training*, in: Science advances, 2017.
31. Vgl. Britta K. Hölzel, James Carmody, Mark Vangel et al., *Mindfulness practice leads to increases in regional brain gray matter density*, in: Psychiatry Research: Neuroimaging, Volume 191, Issue 1, 2011.
32. Vgl. Madhav Goyal, Sonal Singh, *Meditation Programs for Psychological Stress and Well-being. A Systematic Review and Meta-analysis*, JAMA Intern Med. 2014.
33. Vgl. S. Nicola, John M. Schutte, *Meditation and telomere length: a meta-analysis*, in: Psychology & Health, Volume 35, Issue 8, 2020.
34. Vgl. M. Farias, E. Maraldi et al., *Adverse events in meditation practices and meditation-based therapies: a systematic review*, in: Acta Psychiatrica Scandinavica, 2020.
35. Vgl. J. K. Rowling, *Harry Potter und der Feuerkelch*, Carlsen Verlag, Hamburg 2000.
36. Vgl. Fadel Zeidan, Katherine T. Martucci, Robert A. Kraft et al., *Brain Mechanisms Supporting the Modulation of Pain by Mindfulness Meditation*, in: The Journal of Neuroscience, 2011.
Sowie: Gabriel Riegner, Grace Posey, Grace, Fadel Zeidan et al.,

Disentangling self from pain: mindfulness meditation-induced pain relief is driven by thalamic-default mode network decoupling, in: The Journal of Neuroscience, 2022.

37. Vgl. Siu Long Lee, Eiluned Pearce, Olesya Ajnakina et al., *The association between loneliness and depressive symptoms among adults aged 50 years and older: a 12-year population-based cohort study*, in: Lancet Psychiatry, 2021.
    Sowie: Louis Jacob, Josep Maria Haro, Ai Koyanagi, *Relationship between living alone and common mental disorders in the 1993, 2000 and 2007 National Psychiatric Morbidity Surveys*, in: Plos One, 2019.

38. Vgl. J. Holt-Lunstad, T. B. Smith, M. Baker et al., *Loneliness and social isolation as risk factors for mortality: a meta-analytic review*, in: Perspectives on Psychological Science, 2015.

39. Vgl. Tiffany Field, Maria Hernandez-Reif, Miguel Diego et al., *Cortisol decreases and serotonin and dopamine increase following massage therapy*, in: International Journal of Neuroscience, 2005.

40. Vgl. Sara Tulipani, Rafael Llorach, Olga Jáuregui, *Metabolomics Unveils Urinary Changes in Subjects with Metabolic Syndrome following 12-Week Nut Consumption*, in: Journal of Proteome Research, 2011.

41. Vgl. Jeremy S. Sibold, Kathleen M. Berg, *Mood Enhancement Persists for up to 12 Hours following Aerobic Exercise: A Pilot Study*, In: Perceptual and Motor Skills, 2010.

42. Vgl. G. W. Lambert, C. Reid, D. M. Kaye, *Effect of sunlight and season on serotonin turnover in the brain*, in: The Lancet, 2002.

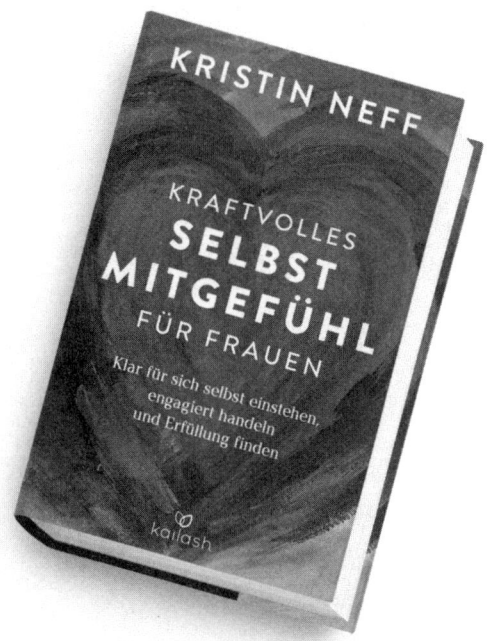
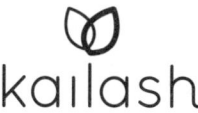

Unsere Leseempfehlung

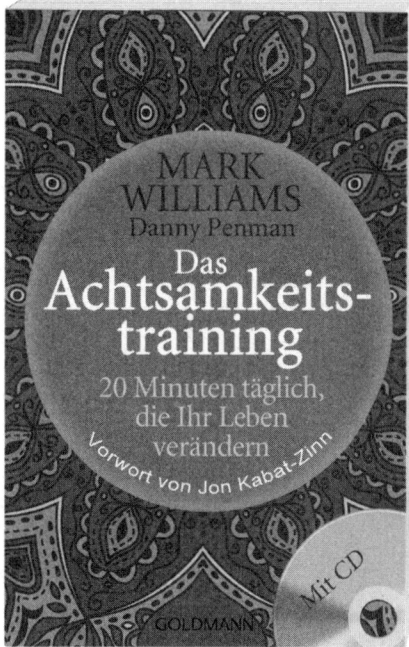

352 Seiten
Auch als E-Book
erhältlich

In unserer von Zeitdruck, Hektik und permanenter Erreichbarkeit geprägten Zeit brauchen wir dringend Wege, effektiv zu entspannen und wieder zu uns selbst zu finden. Das Wunderwort heißt „Achtsamkeit": Kurz anhalten, ruhig atmen und von sich selbst Abstand nehmen. Achtsamkeit ist jedoch nicht nur eine Idee, es ist eine Art zu leben. Schritt für Schritt zeigen Mark Williams und Danny Penman, wie das im Alltag auch tatsächlich geht. Ihr Programm, dessen Wirksamkeit wissenschaftlich nachgewiesen ist, enthält Kurzmeditationen, Übungen und Anregungen, Gewohnheiten zu durchbrechen.

goldmann-verlag.de

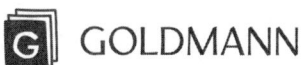